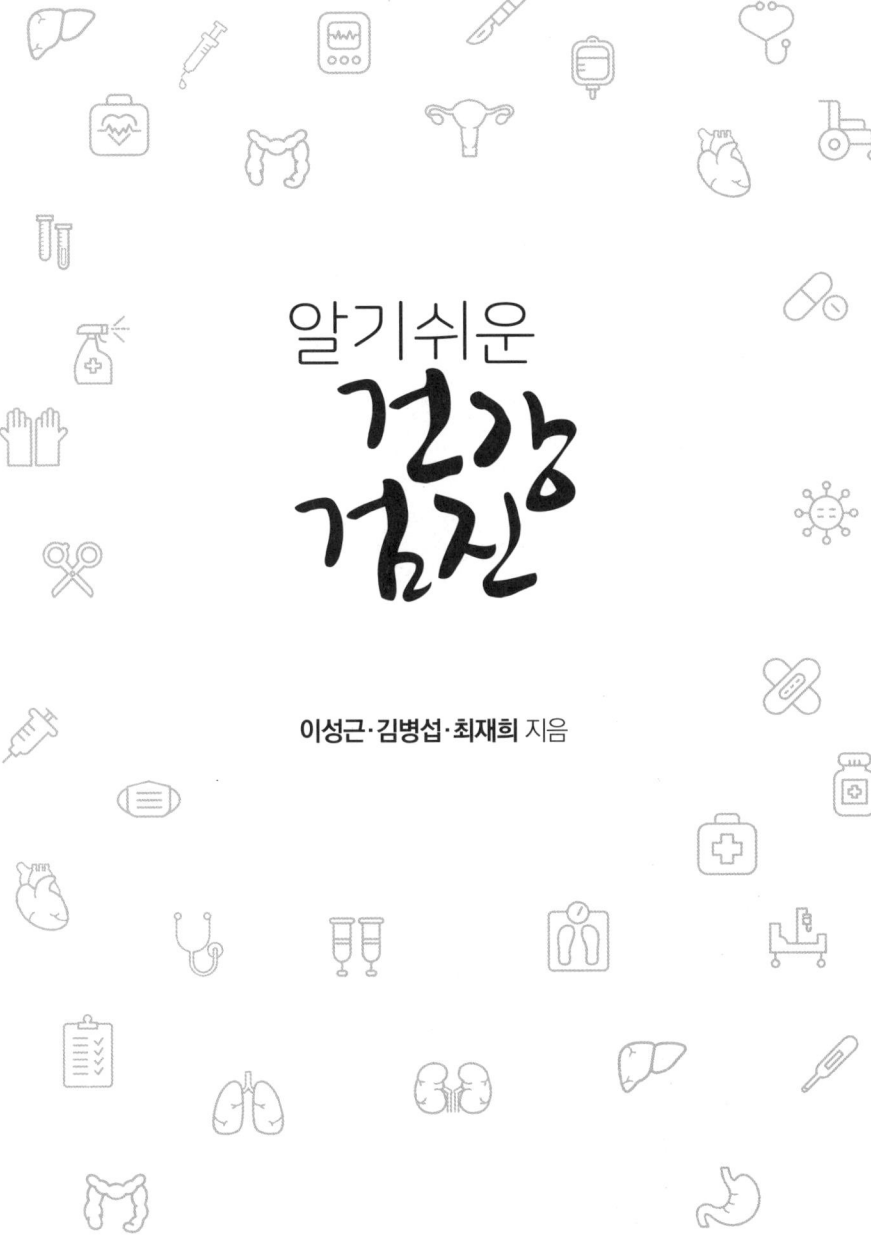

알기 쉬운 건강검진

이성근·김병섭·최재희 지음

도서출판
페이지원

| 목차 |

머리말 _10
추천사 _20

Part I. 암검진

1. 위암 검진
1) 위내시경
1. 위내시경으로 진단할 수 있는 질환은 어떤 것이 있나요? _36
2. 위내시경 검사 전 주의사항은 무엇인가요? _38
3. 위내시경은 진정내시경이 더 좋은가요? _39
4. 위내시경을 편하게 받는 요령은 무엇인가요? _40
5. 위내시경을 언제 받아야 하나요? _42
6. 위내시경은 얼마나 자주 받아야 하나요? _44
7. 위염은 다 치료받아야 하는 건가요? _45
8. 위내시경 시 헬리코박터 파일로리균 검사는 항상 시행하나요? _46
9. 위암이 잘 생기는 사람은 어떤 사람인가요? 예방을 위해서는 어떻게 해야 하나요? _48
10. 위암의 증상과 가장 좋은 검사법은 무엇인가요? _49
11. 위내시경을 잘하는 의사를 찾는 요령은 무엇인가요? _51
12. 위내시경과 대장내시경을 같이 해도 되나요? _52
13. 위장조영술은 어떤 것인가요? _53
14. 위암 진단을 위해서 위내시경 대신에 위장조영술을 하면 안 되나요? _55

2. 대장암 검진

1) 대변잠혈검사
1. 대장암 진단을 위해 대장내시경 대신 분변잠혈(FOB)검사를 하면 안되나요? 분변잠혈검사는 부정확하다고 하던데 사실인가요? _60

2) 대장내시경
1. 대장내시경 검사로 무엇을 확인할 수 있나요? _61
2. 대장 관련 증상이 없는데도 대장내시경을 해야 하나요? _63
3. 대장 관련 증상이 있다면 대장내시경을 해야 하나요? _64
4. 대장내시경은 몇 살부터 하는 것이 좋은가요? 대장암 가족력이 있을 때는 언제부터 검사하는 것이 좋나요? _65
5. 대장내시경은 몇 살까지 해야 하나요? _66
6. 대장내시경은 얼마나 자주 하나요? _67
7. 당일에도 대장내시경이 바로 가능한가요? 위내시경과 같이 대장내시경을 해도 되나요? _68
8. 대장내시경 회수시간으로 '6분'을 이야기하는데 어떤 의미인가요? _69
9. 대장내시경을 하기 전 의료진에게 미리 알려야하는 사항은 무엇이 있나요? _71
10. 대장내시경을 하기 위해 준비는 어떻게 하면 되나요? _73
11. 장청소를 잘하기 위한 방법은 무엇이 있나요? 대장내시경 장청소가 잘 안되었을 때는 어떻게 하나요? _74
12. 대장내시경 검사 위해 장청소를 해야 한다고 하던데 편하게 장정결하는 방법은 없나요? 대장내시경 장청소약으로 알약이 있다고 하던데 차이점은 무엇인가요? _75
13. 대장내시경을 편하게 받을 수 있는 방법은 없나요? _76
14. 진정(수면) 내시경은 위험하지 않나요? _78
15. 진정내시경 시 잠꼬대를 많이 한다고 하던데 사실인가요? _79
16. 진정내시경 후 운전은 언제부터 해도 되나요? 일상생활은 언제부터 가능한가요? _81

17. 대장내시경의 합병증으로는 어떤 것이 있나요? _82
18. 대장내시경은 장비가 더 중요한가요, 시술하는 의사가 더 중요한가요? 대장내시경을 잘하는 의사를 찾는 방법은 무엇인가요? _83
19. 대장내시경 후 좌욕을 하면 좋은가요? _85
20. 대장내시경 후 조직검사는 언제 나오나요? 대장암으로 진단되면 향후 어떤 조치가 이루어지나요? _86

3. 간암 검진

1) 간 초음파(상복부 초음파)
1. 국가암검진으로 간암 검진을 받을 수 있는 사람은 누구인가요? _90
2. 간암 검진은 얼마나 자주 하나요? _91
3. 간 초음파(상복부 초음파) 검사로 알 수 있는 간질환은 어떤 것들이 있나요? _93
4. 간 초음파(상복부 초음파) 검사로 알 수 있는 다른 질환은 어떤 것들이 있나요? _94
5. 간 초음파(상복부 초음파) 검사 전 주의사항은 무엇인가요? _96
6. 복부초음파는 급여가 되는건가요? _97
7. 간암의 원인은 무엇이며, 예방법은 무엇인가요? _98
8. 복부초음파 검사를 현명하게 받는 요령은 무엇인가요? _99
9. 복부초음파 검사 잘하는 의사를 찾는 요령은 무엇인가요? _100

인터뷰 (이성근 장편한외과의원 원장) _102

4. 유방암 검진

1) 유방촬영술
1. 유방암 검진 대상자는 몇 살부터인가요? _108
2. 유방 검진 방법은? _110
3. 유방촬영술은 아픈 검사인가요? _111
4. 유방촬영술만으로는 정확한 검사가 힘들다고 하던데 사실인가요? _112
5. 유방암 검진은 해롭다는 말이 있던데 사실인가요? _113

6. 유방촬영술을 꼭 해야 하나요? _113
7. 유방성형술 받았어요, 유방촬영술 해야 할까요? _115
8. 유방촬영술 검사의 합병증은 없나요? _116
9. 유방촬영술에서 유방 미세석회화 진단을 받았다면 어떻게 해야 하나요? _116

2) 유방초음파
1. 유방초음파 검사는 유방촬영술과 차이가 뭔가요? _117
2. 유방초음파 검사는 몇 살부터 해야 하나요? _118
3. 유방암 초음파 검사는 어떻게 하나요? _119
4. 국가암검진 유방암 검진을 받았는데 유방초음파 혹은 확대촬영 추가 검사 하라고 하면 문제 있는 건가요? _119
5. 유방촬영술만으로는 안되고 유방초음파 검사를 해야하는 이유는 무엇인가요? _121

3) 유방 질환
1. 유방초음파에서 결절(혹)이 발견된 경우 어떻게 해야 하나요? _122
2. 유방조직검사, 세침 검사는 어떻게 하는 건가요? _123
3. 유방결절이 있다고 맘모톰 수술을 권유받았는데, 꼭 해야 하나요? _125
4. 유방결절 예방 방법은 무엇인가요? _126
5. 유두에서 분비물이 나온다면 무엇이 문제인가요? _127
6. 유방통의 원인은 무엇인가요? _128
7. 유방 섬유선종은 제거해야 하나요? _129
8. 치밀유방인데 모유 수유가 가능할까요? _130
9. 부유방은 수술이 꼭 필요한가요? _131
10. 남자 여유증이 고민인데 어떻게 해야 하나요? _132

4) 유방암
1. 유방에 통증이 있다면 유방암의 초기 증상인가요? _134
2. 유두습진이 유방암과 관련이 있나요? _135

3. 유방암 초기 증상은 무엇인가요? _136
4. 유방암의 조기발견을 위한 방법은 무엇인가요? _136
5. 상피내암이란 무엇인가요? _137
6. 대표적인 유방암의 종류는 어떤 것이 있나요? _138
7. 유방암 치료는 어떻게 하나요? _139
8. 유방암을 예방하는 방법은 무엇인가요? _140
9. 유방암의 유전적 요인이 얼마나 영향을 미치나요? _141

5)맘모톰
1. 맘모톰이라는 것이 정확히 어떤 것인가요? _143
2. 유방 맘모톰 수술과 일반 유방절제술과의 차이점은 무엇인가요? _144
3. 맘모톰 수술과 절개법 중 어떤 방법이 더 좋은가요? _144

6)유방 자가검진
1. 유방 자가 검진하는 방법은 무엇인가요? _145
2. 유방 자가 검진은 언제 하면 좋은가요? _147
3. 유방 자가 검진에서 어떤 소견이 있을 때 병원에 가서 검사를 받아야 하나요? _147

5.갑상선암 검진

1)갑상선 검진
1. 갑상선암 검진은 어떻게 하면 되는가요? _150
2. 갑상선 혈액검사로 갑상선암은 알 수는 없나요? _151

2)갑상선 결절
1. 갑상선 결절이면 무조건 조직 검사를 해야 하나요? _153
2. 갑상선 세포 검사 결과는 어떻게 해석하나요? _154
3. 갑상선 세포 검사 결과에 따른 추적검사의 시기는 어떻게 다른가요? _157
4. 갑상선 양성 결절 치료는 어떻게 하나요? _157

알기 쉬운
c·o·n·t·e·n·t·s
건강검진

3) 갑상선질환
1. 일상생활 중 이유없이 피로감과 무기력증이 심해진다면 이유가 갑상선 때문인가요? _159
2. 갑상선 비대증 증상과 원인은 무엇인가요? _160
3. 갑상선 기능저하증의 치료는 어떻게 하면 되나요? _161
4. 갑상선 기능항진증의 치료는 어떻게 하면 되나요? _162

4) 갑상선암
1. 갑상선암 증상은 무엇인가요? _163
2. 목에 만져지는 혹이 갑상선암인지 어떻게 알 수 있나요? _164
3. 갑상선암의 치료는 어떻게 하나요? _165
4. 갑상선암 수술 후 관리는 어떻게 하나요? _167

6. 자궁경부암 검진
1. 자궁경부암 검진은 몇 살부터 국가암검진 지정이 되나요? _170
2. 자궁경부암 검사는 힘든가요? _171
3. 자궁경부암 검사 결과는 어떻게 해석하면 되나요? _172
4. 자궁경부암 예방 방법은? _173

7. 폐암 검진
1. 폐암 검사 방법은 무엇인가요? _176
2. 어떤 사람이 폐암 검진 대상자인가요? _177
3. 폐암 검진 대상자가 아니더라도 흉부 CT 검사를 하는 것이 도움이 되나요? _177
4. 폐암 증상은 무엇인가요? _178
5. 폐에 결절소견이 보일 경우는 어떻게 해야 하나요? _179
6. 폐암을 예방하기 위한 방법은 무엇인가요? _180

인터뷰(김병섭 조아유외과의원 원장) _182

Part II. 건강검진

1. 일반 건강검진
  1. 일반 건강검진이 무엇인가요? _188
  2. 일반 건강검진 대상자는 어떻게 되나요? _189
  3. 일반 건강검진은 어디서 받나요? _189
  4. 내가 일반 건강검진 대상자인지는 어떻게 알 수 있나요? _190
  5. 일반 건강검진에는 어떤 검사가 있나요? _191
  6. 일반 건강검진 항목은 항상 똑같은가요? _192
  7. 일반 건강검진 검사만으로 충분한가요? _194
  8. 일반 건강검진 전에 준비는 어떻게 하나요? _195
  9. 일반 건강검진 결과는 어떻게 알 수 있나요? _196
  10. 일반 건강검진과 종합 건강검진은 다른건가요? _197
  11. 일반 건강검진에 암검사도 포함되나요? 3대 암 검진, 5대 암 검진도 일반 건강검진인가요? _198
  12. 일반 건강검진 비용은 어떻게 되나요? _199
  13. 일반 건강검진을 안 받으면 어떻게 되나요? _200

2. 생애전환기 건강검진
  1. 생애전환기 건강검진은 무엇인가요? _204
  2. 일반 건강검진과 차이는 무엇인가요? _205

3. 영유아 건강검진

    1. 영유아 건강검진이 무엇인가요? _208

    2. 영유아 건강검진은 언제 해야 하나요? _209

    3. 영유아 건강검진은 어떤 항목이 있나요? _210

    4. 영유아 건강검진은 어떻게 신청하나요? 일반 건강검진센터로 가면 되나요? _212

    5. 검진결과에 이상 소견이 있으면 어떻게 하나요? _212

인터뷰(최재희 목동항외과의원 원장) _214

Part Ⅲ. 별책부록

별책부록

    1. 검사 항목별 설명 _222

    2. 연령 및 성별에 따라 추천하는 건강검진 _227

    3. 건강검진기관의 선택 _231

| 머리말 |

'알기쉬운 건강검진'이 의료소비자인 여러분들께 도움이 되었으면 합니다.

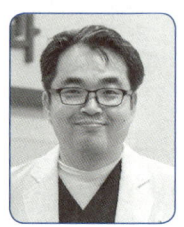

일요일 새벽시간은 제가 책을 집필하는 시간입니다. 월요일부터 토요일까지 근무시간에는 장편한외과의원에 내원하시는 고객분들과 시간을 보내고, 진료시간 후에는 가족들과 시간을 보내기 때문에 집필을 할 수 있는 시간으로 가장 좋은 때가 일요일 새벽시간입니다. 아이들은 일요일만큼은 늦잠을 잘 수 있기 때문에 기상시간이 늦어서 일요일 새벽시간에는 오롯이 혼자 시간을 보낼 수 있습니다.

얼마전 일요일 아침에 그날따라 일찍 잠을 깬 막내아들(초등학교 4학년)이 제게 물었습니다.

"아빠는 책을 적는 것이 재미있어요?"

이 질문을 하는 아들의 의도가 무엇일까 생각해보면서 저는 대답했습니다.

"아빠도 너희들과 함께 노는 시간이 더 좋아. 그래도 아빠는 아빠가 아는 지식을 다른 사람들에게 나눠주는 것도 의미 있는 일이라고 생각해."

그리고 그 날은 집필을 멈추고 막내아들과 광교호수공원에 산책을 하러 나갔습니다. 장편한외과를 개원하고 나서는 늦게 퇴근하는 날이 많아서 아빠랑 함께 하는 시간이 부족했다는 생각을 했기 때문입니다. 제주에서 살 때는 아빠가 일찍 퇴근하고, 틈만 나면 놀러 다녔는데 몇 년 전 장편한외과의원으로 개원하고 나서부터는 예전보다 아이들과 함께하는 시간이 적어진 것이 사실이기 때문입니다.

막내아들과 산책을 하면서 책 이야기를 나눕니다.

"아빠가 책을 적는 것에 대해서 어떻게 생각해?"

막내아들은 잠시 생각하다가 답합니다.

"아빠 취미니까 아빠가 좋아하면 하는 거지."

아들의 대답을 들으면서 나의 취미가 '집필'이라는 사실을 깨닫게 되었습니다. 취미라는 것이 대가를 바라지 않고 그냥 좋아서 하는 것이니까 저의 취미는 '집필'이 맞았습니다. 하면 즐겁고, 그 일을 자꾸 하고 싶은 것이 취미라는 의미에서도 저의 취미는 '집필'이 맞았습니다. 그리고 이내 저는 행복해졌습니다.

저는 장편한외과를 개원하고 나서 집필이 재미있어지기 시작했습니다. 개원을 해보니 더 많은 것을 고객들에게 알려드리고 싶은데 시간이 부족하다는 생각을 자주 했습니다. 그래서 제가 이야기하고 싶은 것을 책으로 적기 시작했습니다. 그 책을 통해서 장편한외과에 내원하시는 분들께서 올바른 의학적인 지식을 더 많이 알게 되고, 그래서 더 현명한 판단을 했으면 하는 바람 때문이었습니다. 그래서 2020년에는 '대장항문 제대로 알고 병원가자.'가 출판되었으며, 2021년에는 '알기쉬운 치질'과 '알기쉬운 대장내시경'이 출판되었습니다.

2022년에 여러분들께 선보이는 '알기쉬운 건강검진'은 저 혼자만의 작품이 아닙니다. 저랑 인연이 되어 장편한외과에서 함께 근무했던 최재희 원장님과 같은 건물에서 지금도 각별하게 지내는 김병섭 원장님과의 공동 집필입니다.
함께 했기에 더 즐겁게 집필을 했었던 것 같습니다. 각자 본인의 전문분야를 맡았기에 더욱 알찬 내용이 될 수 있었습니다. 그리고 개인적으로는 '공동 집필이 이렇게 쉬울 수도 있구나.'라는 사실을 알게 되었습니다. 사실 그전에는 공동 집필을 시도했다가 생각보다는 어려워서 고생을 한 경험도 있었기 때문입니다.

앞으로 저의 '집필'이라는 취미는 계속될 것입니다. 2022년에 출간을 기다리는 책도 몇 권 있고, 집필중인 책도 몇 권 있습니다. 여러분들께 이 자리를 빌려 많은 기대를 부탁드립니다.

이 책이 나오기까지 역시나 많은 분들의 도움이 있었습니다. 언제나 저의 열혈 팬인 아내(황연정)에게 먼저 감사를 전합니다. 그리고 다경, 상민, 상수에게도 고마움을 전합니다. 아빠가 취미생활을 하는 동안 잘 인내해주었기 때문입니다. 저의 영원한 멘토이신 최성양 원장님께도 감사드리고, 장편한외과를 항상 도와주시는 '메디썸'과 '이스터 에그'와 이성아님께도 감사함을 전합니다. 무엇보다 장편한외과의원에 내원하시는 많은 고객분들께 무한한 감사를 드립니다.

부디 이 책이 의료소비자인 여러분들께 큰 도움이 되었으면 합니다. 건강검진에 관한 책들이 몇 권 있는 것도 사실입니다. '알기쉬운 건강검진'을 집필하면서 3명의 저자들은 '최대한 이해하기 쉽고, 의료소비자분들께 도움이 되는 내용으로 적자.'고 의기투합했습니다. 이 책을 통해 많은 의료소비자분들께서 '정확하게 진료하고, 정직하게 진료하고, 정성을 다하는 진료'를 하는 병의원에서 건강검진 하실 수 있게 되기를 바래봅니다.

고맙습니다. 항상 건강하시고, 행복하세요.

2022년 2월 장편한외과의원 이성근 드림

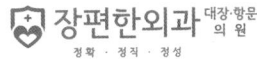

| 머리말 |

건강검진에 대해서 궁금한 것이 있는 분들에게 도움이 되셨으면 합니다.

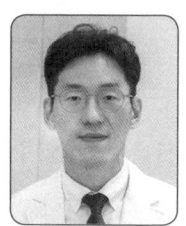

　문득 내 건강은 괜찮을까? 이상이 없으면 좋겠지만, 혹시나 하는 마음에 시간을 내서 정기적인 검진을 받게 됩니다. 검진을 받을 때는 귀찮고, 검진 자체가 아플까봐 걱정도 되는데, 무사히 검진을 마치고 나면 며칠 뒤에 검진결과를 문서로 통보 받습니다. 검진 결과가 정상이면 좋겠는데, 뭐라고 쓰여 있는 것을 보면 안 좋은 상태일까 걱정이 생깁니다.
　진료실에 건강검진 결과지를 들고 오시는 경우가 많습니다. 검진 결과 내용이 길게 적혀 있으면 괜히 걱정이 앞섭니다. "매도 알고 맞으면 덜 아프다."라는 말이 있습니다. 건강검진을 받을 때 내 몸의 어디를 확인하고, 어떤 검사를 한 것이고, 검진 후 결과가 무슨 내용인지 알면 내 몸을 관리하고 이해하는데 도움이 됩니다. 자동차를 가지고 있는 분이시라면 한 번 쯤은 자동차 검사를 받아 보신 적이 있을 것입니다. 검사 후에 부품과 공임비가 명세서에 나열되어 있는데, 그 항목들이 어떤 것인지 알면 자동차 상태를 잘 이해할 수 있습니다.

저는 유방·갑상선 클리닉을 운영하는 의사입니다. 간혹 초음파 검사에서 유방에 혹이 발견되었는데, 국가암검진에서는 정상이었다고 하시는 분이 있습니다. 갑상선 초음파에서 혹이 발견된 경우에, 갑상선 혈액검사는 정상이었다고 하면서 걱정하십니다. 검사마다 중점적으로 확인하고자 하는 것이 있고, 한 가지 검사가 모든 것을 보여주지 못하는 경우도 많습니다. 우리 몸의 장기마다 초음파로 확인해야 하는 것이 있고, 혈액검사로 확인해야 것이 있습니다. CT가 잘 보여주는 것이 있고, MRI가 잘 보여주는 것이 있습니다. 건강 검진이 우리 몸 전체를 다 확인해 주는 것이 아니고, 발병 빈도가 높은 것 위주로 확인하는 경우가 많습니다.

이 책은 검진 시 행해지는 검사의 종류 및 방법, 검사결과의 해석에 대해서 서술하였습니다. 평소 관심이 없는 것이라면 눈에 들어오지 않겠지만, 검진 예정이거나 검진을 받은 분들에게는 검진 항목을 이해하는 데 도움이 되실 것입니다. 내 신체의 어떤 부분을 어떤 검사를 통해서 무엇을 확인하는지를 알기 쉽게 적었습니다. 집필진들이 검진 뿐만 아니라 치료를 하는 임상 의사들이기에 검진 후 발견되는 질환에 대한 개념과 치료까지 추가하여 검진 후 문제점이 발견되었을 때 미리 알고 대처하는데 도움을 드리고자 하였습니다.

책 집필에 대해서 생각지도 않았던 저에게 문고리를 열어주신 장편한외과 이성근 대표원장님께 깊은 감사드립니다. 일이 많아 바쁜 와중에도 최선을 다해 맡아 주신 목동항외과 최재희 원장님께도 감사드립니다. 정기적으로 모여서 책 집필과 살아가는 이야기 하는 과정이 즐거운 추억이 되었습니다.

이 책을 읽으시는 모든 분들이 항상 건강하시고, 좋은 일 가득하셨으면 좋겠습니다.

2022년 2월 조아유외과 원장 김병섭

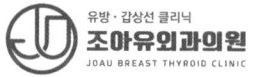

| 머리말 |

건강은 아프지 않을 때부터 관리해야 합니다.

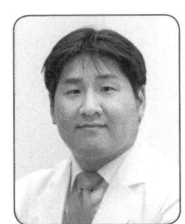

　이제 막 불혹이라는 40세가 되었습니다. 공자는 40세가 되면 경지에 이르러 유혹에 흔들리지 않음을 이야기하였지만 이게 웬걸, 막상 40세가 되니 유혹은 둘째치고 여기저기 아프기 시작합니다. 혈압은 재볼 때마다 높고, 비만도는 내려갈 생각을 안하고, 소화도 안됩니다. 대학 친구들도 이제 만나면 건강 이야기를 꼭 꺼내기 시작합니다. 마음은 아직 20대 풋풋한 의대생 시절 그대로인데, 몸은 어느덧 늙어가길 시작하는 걸 느낍니다.
　많은 분들이 그렇지만, 저도 건강이라면 정말 자신있는 타입이었습니다. 그 흔한 고혈압 당뇨 가족력도 없고, 집안에 암환자는 찾아볼 수도 없으며, 심지어 탈모도 없습니다. 어릴 적 흔하게들 골절 한 번씩은 있지만, 저는 아파트 2층에서 뛰어내리고 놀았어도 깁스 한 번 해본 적이 없을 정도였습니다. 그래서였을까요? 의사임에도 불구하고, 건강관리에는 영 소홀했습니다. 저를 믿고 진료보는 환자분들에게는 관리하셔야된다고 그렇게 잔소리해놓고, 막상 저는 기름진 음식, 인스턴트 음식 잔뜩 먹고, 바쁘다는 핑계로 매일 밤새기 일쑤였습니다. 결국 몸이 적신호를 보내기 시작합니다.

제 이야기를 썼지만, 많은 독자분들이 공감하실 내용이라고 믿습니다. 건강은 티를 내면서 나빠지지 않습니다. 언제까지나 지금의 상태를 유지할 수 있을 것처럼 조용히 있다가, 어느 순간 갑자기 확 안 좋아집니다. 모두들 그제서야 후회하면서 건강을 좀 더 신경 쓸걸 하지만, 대부분의 경우 늦습니다. 다행히도 많은 사람들이 병을 예방할 수 있는 생활습관과 건강검진의 중요성에 대해 잘 알고 있습니다. 국가에서도 국민 건강 관리에 대한 필요성을 일찍이 파악하고, 국가검진의 영역을 넓혀가고 있습니다.

다만 이렇게 관심이 높아져있는 상태일수록, 항상 우리는 정보의 과다에 시달리게 됩니다. TV에서는 건강을 유지하는 비결에 관한 내용이 쏟아져 나오고, 건강검진센터는 하루가 다르게 늘어나는데다, 건강검진센터마다 운영하는 검진 프로그램이 다 다릅니다. 사람의 건강이란 다 상황이 다르기 때문에 개인마다 차이가 있는데, 너무나 많은 정보들로 뭐가 나에게 맞는 정보인지 알 수가 없습니다.

이 책은 지금의 건강을 유지할 수 있는 방법으로 건강검진을 생각하고 계신 분들을 위한 책입니다. 건강검진이란게 어떤 것인지, 어떤 종류가 있는지, 어떤 효과가 있는지, 어떻게 이용할 수 있는지에 대해 현재 의료현장에서 건강검진이라는 의료서비스를 제공하고 있는 전문의 3명이 의기투합하여 차근차근 적어보았습니다. 건강검진이라는 영역은 사실상 전반적인 병에 대한 진료와 치료만큼이나 광대한 영역입니다. 병이 많은 만큼 미리 검사해야할 항목도 많기 때문입니다. 하지만 그 모든 병이 발생할 확률과 위험한 정도가 다르듯이, 각 검진 항목의 중요성과 필요성도 절대 일률적이지 않습니다. 내게 꼭 필요한 검진이 어떤 것인지, 그리고 건강검진이 얼마나 중요한 것인지 독자분들이 이 책을 통해 느끼실 수 있기를 바라며, 또한 이를 계기로 한 분이라도 더 건강검진을 받으러 가실 수 있기를 바랍니다.

더불어 부족한 저를 함께 이끌어주시며 집필의 기회를 갖게 해주신 공동저자 이성근 선생님과 김병섭 선생님께 다시 한 번 감사드립니다.

2022년 벚꽃피는 4월, 목동항외과 원장 최재희

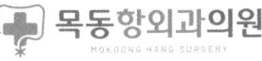

| 추천사 |

건강검진 항목에 대해서 알기 쉽게 서술한 책

　김병섭 원장님을 26년 전에 처음 만났습니다. 학창시절 같이 보냈지만, 각자 수련병원과 전공이 달라 멀리 소식만 접하다가 전문의가 되어 정착하다 보니 사는 동네가 비슷해져서 같이 자전거도 타고 자주 만나게 되었습니다. 김병섭 원장님은 학창시절이나 지금이나 변함이 없습니다. 사람들에게 도움 주는 것을 좋아하는 온화한 성품을 가지고 있습니다. 그런 친구가 책집필을 하였다고 하니 당연히 사람들에게 도움을 주는 책이라 믿어 의심치 않습니다.

　사람들의 평균수명이 점차 늘어나고 건강한 삶을 유지하기 위해서 건강검진은 꼭 필요합니다. 저는 사람들의 마음 건강을 보살펴 주는 일을 하고 있습니다. 건강은 몸 건강과 마음 건강 둘 다 중요한데, 몸 건강은 건강 검진으로 챙길 수 있습니다.

　이 책은 검진과 치료를 하고 있는 현직 의사들이 모여서 검진 항목에 대해서 실용적인 내용들을 담은 책입니다. 집필진들의 전공분야를 살려서 검진 후 결과 해석까지 이해하기 쉽게 설명하여 관리 방법까지 알려주고 있습니다.

   건강검진 후 결과지를 받아보면 어떻게 해석해야 할지 막막할 때, 혹은 건강검진을 받아야겠는데, 어떤 항목을 받아야 할지 고민이 되는 분들께 이 책을 적극 추천합니다.

한림대학교 동탄성심병원 정신의학과 교수 김지욱

| 추천사 |

건강검진에 관심이 있다면 이 책을 추천합니다.

어느 날 카톡이 왔습니다. '추천사' 써줘! 오랜 친구가 또 뭔 일을 하나 봅니다. 친구는 조용히 무슨 일을 하는 성격입니다. 전문의가 되어서 대학교수한다고 논문을 그렇게 많이 쓰더니, 어느 날 갑자기 대학병원을 나와서 봉직의로 있다가, 조용히 '조아유외과'라는 이름으로 개원을 하였습니다. 친구는 나대지 않고 꼼꼼히 챙기는 성격인데 고집이 있어 자기가 생각하는 것은 끝까지 해 보는 경향이 있습니다. 그런 친구가 책을 써서 그런지 내용이 꼼꼼하고 허튼 내용이 없습니다.

검진은 생명과 직결되는 병을 조기에 발견하고자 하는 것으로, 만약 발병 하였을 때 빠른 치료로 후유증 없이 조기에 치료하는 것을 목적으로 합니다. 건강 검진은 선택이 아닌 필수입니다. 건강검진은 국가사업으로 하는 것도 있고, 개인적으로 비용을 추가해서 하는 것도 있으며, 병원마다 수많은 항목들을 패키지 형태로 제시하기도 합니다. 사람마다 생활 패턴이 다르고 질병에 대한 가족력이 다양하고 취약한

부분이 있을 수도 있습니다. 그래서 개인별로 중점적으로 봐야 할 검진항목이 다릅니다. 이 책은 검진을 받는 분들에게 검진 항목의 이해와 해석에 대한 길잡이가 될 것입니다. 건강 검진은 한 번으로 끝나는 것이 아니고, 정기적으로 받아 보셔야 합니다. 그래서 이 책은 한 번으로 끝나는 것이 아니고 필요할 때마다 찾아볼 수 있는 책이기에 더욱 추천합니다.

에이치플러스 양지병원 정형외과 과장 노연태

| 추천사 |

좋은 길잡이가 되어줄 책

우리나라의 의료 시스템은 세계 최고 수준입니다. 해외 학회에서도 종종 다른 나라 의사들이 우리나라의 의료시스템에 대해 놀라곤 합니다. 의료의 근간이라고 할 수 있는 진단 및 치료 부분에서 최고 수준인 것은 물론이고 최근에는 병의 조기 진단에도 많은 관심을 가지고 노력하고 있습니다. 어떤 병이든 조기에 발견하면 치료도 그만큼 쉽고 의료 비용도 줄일 수 있기 때문입니다. 하지만 의료는 대표적인 정보 비대칭적인 분야입니다. 아무리 좋은 시스템이 마련되어 있고 안내를 쉽게 하더라도 비의료인 입장에서 내가 언제 어디서 검진을 받는 것이 가장 좋은지 정확히 알기는 힘듭니다. 각종 영상 매체는 단편적인 정보는 많이 나열해줄지언정 처음부터 끝까지 체계적으로 정리된 정보를 주지는 못합니다. 반면, 책이라는 수단은 다소 구식으로 보일 수 있지만 지식의 체계적 전달이라는 목적을 가장 잘 수행할 수 있는 방법입니다.

최재희 원장을 비롯한 저자들은 모두 검진에 몸을 담고 있는 현직 의사로서 이들 역시 영상에 익숙한 세대들 입니다. 하지만 검진에 대한 체계적인 지식을 전달하기 위해 책이라는 도구가 가장 알맞다는 판단을 하였고 본인들이 현장에서 직접 배운 지식을 잘 정리하여 훌륭한 책이 완성 되었습니다.

『알기 쉬운 건강검진』은 제목 그대로 남녀노소 누구가 부담이 되지 않을 만한 내용으로 검진에 대한 전체적인 개념을 잡을 수 있는 좋은 길잡이가 되어줄 것 입니다.

서울항앤하지외과 원장 박수민

| 추천사 |

갑작스러운 안타까움을 막으려면 꼭 읽어보아야 할 책

　가족 모임을 하던 중 사위로부터 건강검진에 관한 책을 집필했는데 추천서를 써달라는 부탁을 받았습니다. 까까머리 군의관일 때 처음 인연을 맺어 마냥 어린 막내사위라고만 느껴졌는데, 어느덧 경력을 쌓아 책을 내었다고 하니, 물론 여러 동료 의사분들과 함께 집필하였지만 대견스러웠습니다. 그러고 보니 바쁜 병원근무 중에도 밤잠을 설쳐가며 새로운 치료방법을 공부하거나 임상경험을 정리하여 학회에 발표하기도 하고 유튜브에 올려 정보를 공유하느라 바쁘다고 하였는데 그러한 노력의 결실이라 생각되었습니다.

　누구나 갑작스러운 친지들의 부음이나 투병 소식을 듣고 큰 충격을 받거나 안타까워한 경험을 해 보았을 것입니다. 평소 너무나 건강하였고 건강관리도 잘 해 왔는데 조그마한 이상 징후를 간과하고 사전 검진을 소홀히 하다 큰 병으로 이어졌다는 사례가 참으로 많습니다. 이 책에는 우리가 주어진 수명을 누리기 위해 어떻게 우리 몸을 관리·유지해야 하고, 신체에 이상 신호를 느꼈을 경우 어떤 경로를 거쳐 건강 상태를 확인하고 적절한 처치를 받아야 하는지에 대해, 기초부터 상당히 전문적인 방법까지 구체적으로 사례를 들어 자세하게 설명하고 있습니다. 이 책을 길라잡이로 한다면 누구나 좀 더 쉽사리 건강하고 쾌적한 생활을 누리게 될 것이라고 확신합니다. 건강의 지침서로 삼아 활용할 것을 추천합니다.

2022년 4월 방배동에서 변호사 이상도

| 추천사 |

'알기쉬운 건강검진'을 자신있게 추천드립니다.

　　메디썸(Medissum)은 수원 장편한외과 이성근원장님과 병의원 마케팅으로 인연을 맺으며 장편한외과의 홈페이지, 유튜브 채널, 의료소비자를 대상으로 한 각종 안내 브로슈어 제작 및 네이버 블로그, 맘카페, 북돋음 등을 통한 마케팅 업무를 전담으로 하고 있습니다. 또한 메디썸이 자체 기획, 제작하고 있는 병원 기본 안내영상은 진료와 치료 과정 및 수술 전, 후 주의 사항 등 자세한 안내를 쉽고 효과적으로 의료소비자들에게 전달하므로 가장 반응이 좋은 내부마케팅 포인트입니다.

　　아울러 장편한외과에서는 네개의 유튜브 채널을 보유 중인데 메디썸이 기획에서 편집, 채널 관리까지 One-Stop으로 전담하고 있습니다. 첫번째 채널은 '엉덩이대장'으로 의료소비자들에게 대장과 항문관련 질환에 대한 다양한 건강, 의료 정보를 전해드리고 있습니다. 의료소비자들이 평소 궁금해하셨던 질문들이나 잘못된 의료지식을 바로잡아 주고 쉽게 이해하실 수 있도록 다양한 포맷으로 재미있고 유익한 영상을 올리는 채널입니다. 두번째 채널은 'Dr.개고생'으로 개원을 꿈꾸시는 예비 원장님과 개원을 하신 원장님들에게 도움을 드리고 있습니다. 개원을 고민하고 생각하시는 분들은 자금, 부동산, 의료장비, 세무, 노무, 인테리어, 홈페이지, 마케팅, 간판, 팍스, 통신, 진료 프로그램, 보안업체 등 많은 분들의 도움이 필요하므로 반드시 메디썸과 같은 병의원 전문 마케팅 회사와 함께 진행하시는 것이 좋습니다.

이처럼 다양한 비즈니스적인 인연을 통해 지켜봐온 이성근 원장님은 한마디로 정의할 수 없는 트렌디한 개성을 지니신 신인류 같은 분이라고 생각됩니다. 개념적 정의만이 난무하던 시대의 신조어인 디지털 부머(Digital Boomer), 유니즌, 커넥티즌의 현실판 등장이라 할 만한데요. '92년 미국의 닐스티븐슨의 SF 소설에서 처음 등장한 개념이지만 최근 가속화되고 있는 메타버스의 전신인 듯 아바타를 활용해 사회·문화적 활동을 하시는 것처럼 헌신적이고 가정적인 아빠의 모습, 대장외과학회 등 국내 대표 유수 학회들의 많은 보직, 학술강의 및 후학 교육, 전문적인 병원 경영자, 5권의 책 저술, 영상 블로그, 유튜브, 각종 SNS 활동 등을 통해 외연을 확장해나가시는 모습이 마치 디지털 노마드를 넘어 그는 세상 어디에나 존재한다는 유비쿼터스(Ubiquitous)의 실체적 증거라는 생각을 떨칠 수가 없습니다.

뿐만 아니라 대장내시경을 2만 회 이상 시행한 대장항문 전문의로서 수십 년간의 경험을 녹여낸 『알기쉬운 대장내시경』, 『대장 항문? 제대로 알고 병원가자!』, 『알기쉬운 치질』 3권의 책과 &21년 저술하신 『개원은 개고생?』, 『병의원 경영은 개고생?』 2권의 저서에서는 자신의 모습을, 자신의 실패를 적나라하게 보여주는 것을 부끄러워하지 않고 나의 실수가 누군가에게 도움이 될 수 있다면 부끄러워도 해야 된다는 이타적인 의도를 구현하신 것으로 실제로 전국의 수많은 예비 원장님들께서 도움을 받고 계십니다.

사실 이성근 원장님을 이 정도로 설명하기에는 아직도 채워지지 않는 무언가가 남아있습니다. 하지만 이렇게 외연을 확장하는 것이 단순히 본인의 인지도나 병원 영업에 도움이 된다는 얄팍한 상업적인 목적으로 노력하는 것이 아니라는 점만은 분명합니다. 이성근 원장님이 걸어온 길을 조금이라도 아시는 분이라면 최근의 돋보이는 외연적 확장적 성과보다는 수원 장편한외과의 모토(Motto)인 '정확, 정직, 정성' 이라는 세 단어가 이성근 원장님을 더 잘 설명해 준다는 사실을 잘 알고 계시리라 생각합니다. 인터넷에 각종 건강 정보가 넘쳐나는 시대에 정보에 대한 선별력이 높아진 의료소비자들에게 퀄리티와 신뢰도가 높은 올바른 정보를 전해주고 국민 건강 증진에 기여하고자 하는 열정과 노력에 찬사를 보내드립니다.

수원 장편한외과의 이성근 원장님 저서의 표현대로 수원을 대표하고, 경기남부를 대표하고, 나아가 대한민국을 대표하는 대장 항문 의원이 되시겠다는 말씀이 요원하거나 결코 호언장담만이 아님을 직접 눈으로 확인하고 있는 이가 메디썸만은 아니리라 여기면서 추천사를 마무리하고자 합니다. 『알기 쉬운 건강검진』 출간을 축하드리며 대한민국을 대표하는 대장항문 의원이 되는 날까지 메디썸은 장편한외과와 함께 계속 발전해나가겠습니다. 감사합니다.

2022년 2월 메디썸

| 추천사 |

이 책은 과연 누구를 위한 책일까?
알기쉬운 시리즈의 3번째 책 출간에 붙여

장담컨대, 그동안 이성근 원장님이 앞서 집필하신 2권의 알기 쉬운 시리즈 (알기쉬운 치질, 알기쉬운 대장내시경)를 가장 많이, 가장 자주 봤던 사람을 꼽으라면 단연코 이 글을 쓰고 있는 본인이라 단언합니다. 책의 제목처럼 일반 의료소비자들이 치질과 대장내시경이라는 다소 낯선 질환에 대해 책의 제목처럼 알기 쉽게 문턱을 낮추면서도 동시에 알찬 내용을 담고 있어 대장항문 질환을 공부하려는 비전문 의료인인 저에게는 진정 큰 도움이 되었습니다.

저만 보기에는 아쉬운 마음에 회사 대표님에게 말씀드려 책을 추가로 여러 권 구매했었는데, 동료들도 만족도가 높아서 흐뭇 했던 기억도 있습니다.

일반 의료소비자들에게 큰 도움이 될 알기쉬운 건강검진

이성근 원장님의 첫 번째 책이었던 『대장항문 제대로 알고 병원가자』를 포함한 총 3권의 대장항문 관련 책이 일반 의료소비자들과 저와 같은 병,의원을 홍보하는 마케팅 회사에도 큰 도움이 되었는데, 이번 책이 기대되는 이유는 바로 '건강검진'에 관한 내용이기 때문입니다. 보통 회사에 입사 후 건강검진이라는 것에 익숙해지면서 매 년 검사를 받게 되고, 막연하게 건강에 이상이 없을 거라 생각하며 가벼운 일로 넘기기 쉬운 것 같습니다. 정확히 자신의 건강이 어떤지 확인을 위해 어떤 검사를 어떤 방식으로 진행하는지 알기란 쉽지 않은데, 이번 책이 그 막연한 부분을 해소시켜주면서 동시에 내가 받는 건강검진 항목에 대해 정확히 알게 되는 계기가 될 거라 생각합니다.

  슬기로운 의사생활에서 채송화 역을 맡았던 뮤지컬 배우 전미도님이 공중파 드라마에 진출한다는 소식을 접했던 관계자들이 '잘할 수 있을까?'라는 우려 섞인 걱정이 아닌, '얼마나 잘 할까?'라는 기대 섞인 반응이었다고 합니다.
  실력이 전제된 신뢰가 만들어낸 긍정적인 반응이었다고 생각하는데, 이성근 원장님이 동료들과 함께 집필한 새로운 책을 지금 막 탈고했다는 메시지를 받았을 때 저는 '원장님의 이번 책은 또 얼마나 잘 쓰셨을까?' 기대하게 되었습니다.

  알기쉬운 시리즈의 세 번째 책인 『알기쉬운 건강검진』이 저를 비롯한 이 책을 읽는 분들에게 큰 도움이 되길 소망합니다.

2022.2. 병·의원 전문 마케팅·컨설팅그룹 이스터에그 김서우

Part I 암검진

1. 위암 검진
2. 대장암 검진
3. 간암 검진
4. 유방암 검진
5. 갑상선암 검진
6. 자궁경부암 검진
7. 폐암 검진

1

위암 검진

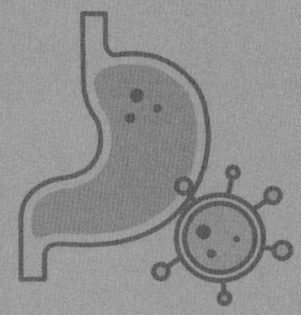

알기 쉬운 건강검진

1
위암 검진

1) 위내시경

Q1 위내시경으로 진단할 수 있는 질환은 어떤 것이 있나요?

A1 위내시경은 식도, 위, 십이지장을 관찰하는 검사입니다. 따라서 위암, 위궤양, 위염, 위용종, 위상피하종양, 식도염, 식도정맥류, 식도상피하종양, 식도유두종, 식도암, 십이지장궤양, 십이지장염 등을 확인할 수 있고, 상부위장관 출혈의 원인을 찾을 수 있습니다.

자세히 설명드립니다.

위내시경에서는 주로 식도, 위, 십이지장 이렇게 세 군데를 주로 본다고 할 수 있겠습니다.

첫 번째, 식도입니다. 여러 가지 질환이 있을 수 있습니다. 역류성 식도염이 굉장히 흔합니다. 그 이외에도 드물지만 식도암과 식도 정맥류도 진단 할 수 있습니다. 가끔씩 식도상피하종양이 발견되는 경우도 있습니다. 식도상피하종양이란 식도 점막 밑에서 융기되어 불룩하게 보이는 혹을 말합니다. 마지막으로 식도 유두종은 드물지만 진단 가능합니다.

두 번째, 위 질환입니다. 위암, 위궤양, 위염 등 다양합니다. 그 외 위 용종, 위상피하종양도 진단 가능합니다. 우리나라 국민들은 위 질환이 상당히 많은 편입니다. 여러 가지 이유가 있지만 전세계적으로 비교해봐도 위암이 많은 편입니다. 위궤양은 술을 많이 드시거나, 스트레스 많이 받으시는 분들에게서 종종 진단됩니다. 위염은 흔하게 발견되는 소견이지만, 장상피화생이나 위축성 위염 소견이 있는지 확인하는 것이 필요합니다. 이 두 가지 소견은 위암의 유발 인자로 알려져 있기 때문입니다. 그리고 드물지만 위용종도 진단 및 치료가 가능합니다. 위용종은 대장용종보다는 드물기는 합니다. 그리고 위상피하종양도 진단가능합니다. 위상피하종양은 상피 밑에 불룩하게 융기되는 병변으로 대부분 경과관찰을 하면 되지만 크기가 2cm이상인 경우에는 초음파내시경 검사를 추가로 받는 것이 좋습니다.

세 번째, 십이지장 질환들입니다. 십이지장염, 십이지장궤양 등을 진단할 수 있습니다. 그리고 담즙과 췌장 소화액이 나오는 유두부의 이상소견을 확인할 수도 있습니다. 위내시경으로는 췌장, 담낭, 간을 직접적으로 관찰할 수는 없습니다.

위내시경은 반드시 하셔야 합니다. 우리나라 40세 이상에서는 2년마다 국가에서 위암검진으로 받으실 수 있습니다. 국가에 주는 혜택을 놓치지 마시고 꼬박꼬박 검사하셔야 하며, 필요한 경우에는 1년마다 검사를 해야 하기도 합니다. 위내시경은 힘들지 않습니다. 검사시간도 3~5분이면 되기 때문에 걱정하지 마시고 언제든지 위내시경을 하시면 되겠습니다.

Q2 위내시경 검사 전 주의사항은 무엇인가요?

A2 위내시경 하기 위해서는 전날 저녁부터 금식이 필요합니다. 그리고 검사 당일 새벽부터는 물도 드시면 안됩니다. 단 고혈압약을 드시는 분은 새벽 일찍 소량의 물과 함께 고혈약만 드셔야합니다. 당뇨약은 금식 중에는 절대 드시면 안됩니다.

자세히 설명드립니다.

첫 번째, 위내시경은 8시간 이상의 금식이 필요합니다. 대장내시경을 하기 위해서는 장정결제를 드셔서 장을 비워야 되는 과정이 필요하지만 위내시경은 따로 장정결제를 드실 필요는 없습니다. 일반적으로는 전날 저녁 드시고 주무시기 전부터는 드시지 마시라고 말씀드립니다. 물은 조금 드셔도 됩니다만 8시간 전부터는 물도 안 드시는 것이 원칙이긴 합니다.

두 번째, 약물복용을 하고 계신분은 사전조치가 필요합니다. 혈압약은 아침에 소량의 물과 함께 드시는 것을 추천드립니다. 대신에 당뇨약은 드시면 안 됩니다. 왜냐하면 금식인 상태에서 당뇨약을 드시면 저혈당에 빠질 수 있기 때문입니다.

Q3 위내시경은 진정내시경이 더 좋은가요?

A3 일반적으로 위내시경은 진정내시경을 하지 않고 일반으로 하는 경우가 많지만, 정확하고 자세히 검사하기 위해서는 진정내시경으로 검사하는 것도 좋은 선택입니다. 진정내시경으로 검사를 한다고 해서 부작용은 거의 없습니다.

자세히 설명드립니다.

위내시경 검사 소요시간은 보통 3~5분 정도입니다. 조직 검사를 하게 되면 1~2분 정도 더 소요될 수는 있습니다만 대장내시경에 비하면 금방 끝나는 검사입니다. 하지만 중요한 것은 위내시경을 하면서 자세히 관찰하느냐입니다.

특히나 위암은 대장암과는 다르게 발견하기 어려운 경우가 종종 있습니다. 위염처럼 보이는 위암도 있고, 위궤양처럼 보이는 위암도 있습니다. 특히나 조기위암은 놓칠 가능성도 있습니다. 그래서 위내시경은 좀 자세히 봐야 됩니다.

위내시경을 일반으로 하게 되면 다소 불편한 것이 사실입니다. 목에 걸리는 느낌이 들고 구역질 나기도 합니다. 검사 자체가 워낙 금방 금방 끝나니까 다들 일반으로 하시지만 저는 진정내시경도 좋은 선택이라고 생각합니다. 수검자가 구역질을 계속 하고, 트림을 해버리면 검사를 위해 주입한 공기가 빠져나가버리게 됩니다. 그러면 내시경 하는 의사들은 마음이 급해지게 되고 자세히 관찰하는 것이 어려울 수 있습니다.

제가 3만번 넘게 위내시경을 하면서 든 생각인데 많은 분들께서 진정내시경에 대한 오해가 다소 있는 것 같습니다.

첫째, 진정제를 사용한다고해서 머리가 나빠지지는 않습니다. 진정제로 인해 잠꼬대를 하시는 분들이 계셔서 그런 오해가 생기는 것 같습니다만 전혀 의학적으로는 문제가 없기 때문에 걱정하지 않으셔도 됩니다.

둘째, 혹시나 진정내시경을 하면 위험할까 봐 겁내시는 분들도 계십니다. 하지만 진정제 투여중에는 여러 가지를 모니터링 하면서 약 조절을 하기 때문에 역시나 걱정하지 않으셔도 됩니다.

Q4 위내시경을 편하게 받는 요령은 무엇인가요?

A4 긴장을 풀고 몸에 힘을 빼시는 것이 좋은데 심호흡이 큰 도움이 됩니다. 침을 삼키지 않고 흘리는 것이 좋으며, 트림을 참는 것이 중요

합니다. 물론 위내시경을 편하게 받는 가장 좋은 방법은 진정내시경으로 검사하는 것입니다.

자세히 설명드립니다.

일단 긴장을 푸셔야 합니다. 몸에 힘을 빼시고 심호흡을 좀 크게 하시면 됩니다. 그리고 침을 흘리시고 침을 삼키지 마셔야합니다. 그리고 몸을 움직이지 않는 것이 필요합니다. 짧은 시간에 끝나는 위내시경이기에 조금만 참으시면 됩니다. 특히 목 넘어갈 때만 잘 참아주시면 그다음부터는 수월합니다. 한두 번 정도 일반으로 위내시경을 해보시면 그다음부터는 쉽게 쉽게 하시니까 너무 두려움을 가지실 필요는 없겠습니다.

그래도 너무 불안하다 하시면 진정내시경으로 검사하시면 됩니다. 가끔 일반내시경도 겁나고 진정내시경도 겁난다고 하시면서 위장조영술을 선택하시는 분도 계시는데, 위장조영술은 절대 하시면 안 되는 검사입니다.

위내시경 검사후 주의 사항은 먼저 30분 정도 후에 물이나 음식을 드시는 것입니다. 위내시경을 하기 전 목부분을 부분 마취하는데 마취가 풀리기 전에 물을 많이 마시거나 음식을 바로 드시게 되면 가끔 불편한 경우가 생길 수 있습니다. 마취가 다 풀린 것 같으면 30분보다 조금 더 일찍 드셔도 됩니다.

두 번째로, 위내시경을 하면서 조직 검사를 한 경우에는 1시간 정도 있다가 음식을 드시는 것을 추천드립니다. 조직 검사는 보통 빠르면 3~7일 정도 후에 결과를 확인할 수 있는데 검사후에 의사 선생님들이 괜찮을 것 같다고 이야기하면 너무 크게 걱정 안 하셔도 되겠습니다.

Q5 위내시경을 언제 받아야 하나요?

A5 위내시경은 현재 40세 이상부터 받는 것을 권유하고 있으나, 증상이 있으면 40세 이전에도 받는 것이 좋습니다. 위내시경은 보통 2년마다 검사 받기를 권유하나, 위암 가족력이나 위험인자가 있거나 증상이 있다면 1년마다 위내시경 검사를 받는 것도 좋습니다.

자세히 설명드립니다.

국가에서는 40세 이상에서 2년마다 위내시경을 하시라고 권유드리고 있습니다. 위암 검진은 40세부터 2년 간격으로 합니다. 하지만 40세부터 검사하라고 국가에서는 권유 드리지만 저는 개인적으로 40세가 아니더라도 불편한 증상이 있으시거나 위암이 걱정되시면 40세 전이라도 위내시경을 해도 된다고 생각합니다.

국가에서 암 검진으로 몇 살부터, 몇 년 간격 할 것인지 정하는 것은 비용-대비 효율을 따져서 판단하기 때문입니다. 40세 이전에는 위암이 발생하지 않는다는 것을 의마하는 것은 아닙니다. 예를 들면 20대 초반에는 위암이 그렇게 많지 않으니 20세 이상의 전 국민을 대상으로 위암 검진을 안 한다는 의미일 뿐이지, 20대 초반에는 위암이 발생하지 않는다는 것은 아닙니다. 따라서 저는 걱정되시면 40세 전이라도 위내시경을 하는 게 좋다고 생각을 합니다. 의사로서 판단해 보면 젊은 위암 환자가 생각보다 많습니다. 유명한 연예인 중에서 위암때문에 일찍 운명을 달리하는 분들이 종종 있었습니다. 그래서 저는 위와 관련된 증상이 있으시고 위암이 걱정이 되시면 20대 초반이라도 하는 게 좋다고 생각을 합니다.

두 번째로는 위암 가족력입니다. 부모님 중에 위암으로 고생하셨을 경우, 아니면 형제-자매 중에 위암이 있었을 경우, 직계 가족들 중에 위암 가족력이 있으신 분들은 일찍 위내시경을 하는 것이 좋겠습니다.

세 번째로, 평소에 위가 안 좋다고 느끼시는 분들도 위내시경을 받는 것을 추천드립니다. 가족력이 있으시거나 증상이 있거나 걱정되시는 분은 꼭 2년 간격이 아니어도 됩니다. 저는 위암 가족력이 있는 분들은 1년마다 검사하라고 말씀드립니다. 그리고 위내시경 소견에서 장상피화생이나 위축성 위염이 있었던 분들도 1년마다 검사를 하라고 권유드립니다.

국가에서 40세 이상에서 2년마다 위암검진을 한다고 정해놓았지만 그것은 일반적인 추천사항이고, 증상이 있거나 위암이 걱정되시거나 위암 가족력이 있다면 40세 이전이라도 1년 간격으로 위내시경을 하시라고 추천드립니다.

Q6 위내시경은 얼마나 자주 받아야 하나요?

A6 위암검진으로 40세 이상인 분들에게서 2년마다 검사를 하는 것이 추천되나 가능하다면 1년마다 검사하는 것도 좋습니다. 나이에 상관없이 위와 관련된 증상이 있다면 위내시경을 검사받는 것이 필요하며, 위암 고위험군은 나이 상관없이 1년마다 검사를 권유드립니다.

자세히 설명드립니다.

국가에서는 위암 검진을 40세 이상에서 2년 간격으로 하라고 합니다. 하지만 저는 1년마다 하는 것이 좋은 경우도 있음을 강조 드립니다. 저는 개인적으로 1년마다 위내시경을 합니다. 대장암도 용종을 제거하면 대장암이 예방될 수 있듯이 위내시경도 정기적으로 해서 필요한 치료를 하면 위암도 예방할 수 있다고 생각하기 때문입니다. 설사 위암이 발생되었다고 하더라도 조기에 위암을 발견하면 위를 절제하지 않고 내시경적으로 치료가 가능해서 많은 장점이 있기 때문입니다.

위내시경은 위암을 조기에 발견하는 것처럼 너무나 많은 좋은 점이 있는데 우리나라처럼 위암이 많은 나라에서는 좀 더 자주 위내시경을 하는 게 좋을 꺼라 생각합니다. 일부 의사 선생님들은 무조건 1년마다 검사를 하는 것이 좋다고 주장하십니다. 하지만 저는 몇가지 경우에만 1년 간격을 추천드립니다. 첫 번째는 위암 가족력이 있는 경우입니다. 두 번째는 증상이 자꾸 반복되거나 불편한 경우입니다. 세 번째는 이전에 위내시경 소견상 위축성 위염(위벽이 얇아져 위축된 상황)이나 장상피화생(위 점막이 장점막처럼 변하는 소견)이 있었던 경우입니다.

그리고 위내시경을 1년마다 검사하는 것이 좋다고 추천드리는 이유는 병변을 놓칠 수 있기 때문입니다. 위내시경을 수검자가 힘들어해서 자세히 못 보고 빨리 검사를 마친 경우나, 위 안에 음식물이 좀 남아 있었던 경우, 위치적으로 잘 안 보이는 곳(맹점)에 병변이 있는 경우에는 놓칠 수도 있기 때문입니다. 물론 위염과 감별이 안 되는 조기 위암인 경우도 있습니다.

그리고 위내시경을 1년마다 하는 것이 좋은 또 하나의 이유는 위암의 진행이 빠르기 때문입니다. 그래서 빠르게 진행하는 위암을 조기에 진단하기 위해서는 2년은 조금 간격이 길지 않을까라는 것이 저의 생각입니다. 위와 관련된 증상이 있다면 의료급여 혜택을 받고 위내시경을 할 수 있기 때문에 본인 부담이 그렇게 많지 않습니다.

Q7 위염은 다 치료받아야하는 건가요?

A7 위염은 흔합니다. 그리고 위염이 있다고 해서 반드시 약을 드셔야 되는 건 아닙니다. 의사 선생님과 상의를 하셔서 내시경 소견을 참고하여 필요한 경우에는 약물 치료하시면 많이 좋아지는 질환이라고

생각하시면 되겠습니다.

자세히 설명드립니다.

위염은 위내시경상 많은 분들에게서 관찰되는 소견입니다. 그리고 위염이 있다고 해서 너무 그렇게 크게 걱정할 필요는 없습니다. 물론 치료가 필요한 위염도 있습니다. 증상이 동반된 경우에는 약을 드셔야 합니다. 속이 쓰리거나, 소화가 안 되는 경우, 위장 장애가 있거나, 위 불편감이 있는 경우에는 약 드시면 됩니다.

중요한 것은 위염 중에서 우리가 신경을 써야 되는 상황이 있습니다. 위축성 위염(위벽이 얇아져 위축된 상황)이나 장상피화생(위 점막이 장점막처럼 변하는 소견)이 동반된 위염이 그런 상황입니다. 문헌에 따르면 위축성 위염과 장상피화생은 위암과 연관이 있는 걸로 보고되고 있습니다.

위축성위염과 장상피화생이 있는 경우에는 다른 위염보다는 조금 더 신경을 써서 추적 검사를 해야 되고 필요하면 약물 치료가 필요합니다. 또한 그런 경우에는 위내시경을 1년마다 하시기를 추천드립니다.

Q8 위내시경시 헬리코박터 파일로리균 검사는 항상 시행하나요?

A8 위내시경시 헬리코박터 파일로리균이 있는지 확인하는 검사(CLO

검사)는 모든 경우에 시행하는 것이 아니라 필요한 경우에만 시행합니다. 헬리코박터 파일로리균 검사가 필요한 경우는 위궤양, 십이지장궤양, 조기 위암, MALT 림프종 등이 의심되는 경우입니다.

자세히 설명드립니다.

헬리코박터 파일로리균은 위암의 원인중 하나입니다. 그래서 헬레코박터 파일로리균을 없애는 제균치료를 무조건 해야 한다고 일부 의사선생님들은 주장하십니다. 하지만 무조건적인 제균치료를 반드시 할 필요는 없다고 주장을 하시는 의사선생님도 물론 계십니다. 중요한 것은 헬리코박터균을 꼭 제균해야 되는 상황이 있다는 것입니다.

위내시경 소견상 위궤양이 있거나 십이지장궤양이 있거나 조기 위암이거나 MALT림프종이 있는 경우에는 제균치료가 필요합니다. 그리고 4~8주 약을 드시고 그 균이 없어졌는지 확인을 해야 합니다. 만약 헬리코박터 파일로리균이 죽지 않았다면 다른 종류의 항생제로 2차 제균치료를 해야합니다. 2차 제균치료도 실패했다면 3차 제균치료까지 고려해야 합니다.

위궤양은 위암과 감별이 잘 안 되는 경우가 있기 때문에 주의해야 합니다. 그래서 위궤양은 반드시 약물 치료하고, 헬리코박터 파일로리균 제균 치료도 하고 난 뒤 반드시 추적 위내시경을 해야 합니다. 위내시경 다시 하셔서 궤양이 치유되었는지 반드시 확인해 볼 필요가 있습니다. 그리고 위궤양은 무조건 조직 검사를 해서 위암이 동반됐는지를 확인할 필요가 있습니다.

십이지장 궤양도 꼭 약물 치료가 필요하고, 헬리코박터 파일로리균 제균 치료도 해야 됩니다. 대신에 십이지장 궤양은 제균치료 후 반드시 위내시경을 다시 하실 필요는 없습니다. 위궤양은 위내시경을 다시 하고 필요하면 조직검사도 해야 하지만 십이지장 궤양은 그렇게까지는 안 하셔도 됩니다.

Q9 위암이 잘 생기는 사람은 어떤 사람인가요? 예방을 위해서는 어떻게 해야하나요?

A9 위암의 발생 원인은 매우 다양합니다. 지금까지 알려진 위암의 발생 원인으로는 헬리코박터 파일로리균, 만성 위축성 위염, 장상피화생, 이형성, 위절제술, 짠 음식, 가공된 햄이나 소시지류, 흡연, 음주, 가족력 등입니다.

자세히 설명드립니다.

다른 여러 나라와 비교해서 우리나라에 위암이 많습니다. 우리나라, 일본, 중국 등 동아시아가 많은 편입니다. 여러 가지 이유가 있습니다만 음식과 연관이 많은 것 같습니다.

위암의 원인 중 첫 번째는 가족력입니다. 직계 가족 중에 위암 때문에 고생하신 분이 계시다면 다른 분들보다 조심하셔야 합니다. 두 번째는 헬리코박터 파일로리균입니다. 세 번째는 위축성 위염(위벽이 얇아져서 위축되는 소견)과 장상피화생(위 점막이 장 점막처럼 바뀌는 것)이 동반된 위염입니다. 네 번째는 위 선종입니다. 다섯 번째는 위 수술을 한 적이 있는 분입니다. 여섯 번째는 이형성(dysplasia) 즉 조직의 변성이 있는 경우입니다. 일곱 번째는 흡연입니다.

　마지막으로 중요한 것은 음식입니다. 절인 음식(염장 식품), 짜거나 맵거나 탄 음식, 가공육(햄, 소세지), 술이 위암과 연관이 있습니다.

　위암 예방은 위암의 유발 원인을 피하는 것입니다. 짠 음식 줄이고, 부패한 음식이나 질산염이 포함돼 있는 음식이나 불에 탄 음식을 삼갑니다. 신선한 채소와 과일이 포함된 균형 잡힌 식사를 합니다. 금연하고 절주합니다. 헬리코박터 균이 있으면 제균 치료하고, 위축성 위염이나 장상피화생이 있는 경우에는 정기적으로 위내시경 검사를 합니다. 위암 가족력 있는 분들도 마찬가지로 정기적인 검진을 하시면 되겠습니다. 증상이 없다고 위암이 아니라고 절대 방심하시면 안 됩니다.

Q10 위암의 증상과 가장 좋은 검사법은 무엇인가요?

A10 위암의 증상은 '무증상'이라고 해도 과언이 아닙니다. 증상이 나타난 위암은 진행성 위암일 가능성이 높습니다. 따라서 증상이 없다고 해서 위암이 없다고 안심해서는 안됩니다. 위암 진단에 있어 가

> 장 좋은 검사는 위내시경입니다.

자세히 설명드립니다.

위암의 증상은 무척이나 애매합니다. 대부분 소화가 안되고 다소 불편하며 가끔 배가 아프거나 몸무게가 감소하는 등 애매한 증상들이 많습니다. 물론 위암이 악화되면 덩어리(혹)가 만져지고, 출혈로 인해 빈혈이 생기기도 하며, 삼키는 게 힘들거나 구토하는 증상이 생깁니다. 특히 조기위암인 경우에는 거의 증상이 없기 때문에 증상의 유무만 가지고 절대 위암이 아니라고 판단돼서는 안되겠습니다.

위암 검사에 가장 좋은 방법은 위내시경입니다. 정기적인 위내시경을 하셔야 합니다. 보통은 2년마다 검사를 추천하지만 1년마다 위내시경을 하시는 것도 좋습니다. 위암은 빨리 발견하면 빨리 발견할수록 좋기 때문입니다. 위암은 빨리 발견하면 내시경으로 제거할 수 있습니다. 내시경적으로 위암을 치료하면 정말 좋은 장점이 많습니다. 일상생활은 전혀 지장 없고 조기 위암을 진단하기 전과 똑같이 살 수 있습니다. 물론 진행성 위암이라 하더라도 최대한 빨리 발견하시는 게 좋습니다.

그래서 위암의 조기 발견을 위해서는 정기적인 위내시경이 반드시 필요합니다. 그리고 위내시경은 자세히 봐야 한다는 것을 강조하고 싶습니다. 위내시경은 꼼꼼히 봐야 합니다. 그래서 저는 내시경은 하루에 여러 명씩 검사를 많이 해야 하는 곳(검사를 급하게 해야 되고 빨리 해야 되며 오래 자세히 보지 못하는 곳)에서 하는 것보다는 집 근처의

의원에서 꼼꼼하게 검사하는 의사에게 받는 게 좋지 않을까라는 생각을 합니다.

Q11 위내시경을 잘하는 의사를 찾는 요령은 무엇인가요?

> **A11** 위내시경 경험이 많고, 전문적으로 내시경을 하며, 꼼꼼하고 자세히 관찰하는 의사가 좋습니다. 입소문이 난 병원이라도 실제로 내시경을 하는 의사가 누구인지 확인을 해야 되며, 내시경 후 설명도 자세히 해주는 의사를 찾으셔야 합니다.

자세히 설명드립니다.

첫 번째, 위내시경 경험입니다. 어떤 분야의 고수(전문가)가 되려면 '1만 번의 경험'이 필요하다고 이야기하는데 의사도 마찬가지입니다. 위내시경을 시작한 지 얼마 안 되신 분과 위내시경을 많이 해보신 분은 확실히 차이가 납니다.

두 번째, 내시경을 전문적으로 하는 병원에서 하시는 게 좋습니다. 현재 위내시경을 많이 하고 있느냐도 중요합니다.

세 번째, 꼼꼼하게 보는 의사입니다. 위암은 급하게 보면 놓칠 수도 있습니다. 그래서 꼼꼼하게 보는 의사를 찾아가셔야 합니다. 꼼꼼하게 보는지를 알려면 위내시경 검사시간을 확인하시면 됩니다. 위내시경

하는데 몇 분 정도 관찰하는지 물어보는 것입니다. 위 관찰시간이 1분도 안되는지 3~5분 이상은 관찰하는지 확인하면 됩니다.

네 번째, 입소문이 좋은 의사입니다. A병원이 잘한다고 소문이 났다고 하더라도 한 병원에는 의사가 여러 명이 있기 때문에 입소문이 좋은 그 의사가 직접 위내시경을 하는지 확인해야 합니다.

다섯 번째, 위내시경 하면서 찍힌 사진을 보셔야 합니다. 위내시경 결과 설명할 때 보여주는 사진이 제대로 찍혔는지 확인하시면 됩니다. 결과 설명할 때 사진도 안 보여주는 병원에는 가지 않는 것이 좋습니다. 내시경 사진을 보면 그 의사의 실력을 알 수 있습니다. 그리고 장비가 좋은지도 알 수 있습니다. 흔들린 사진이거나 해상도가 낮아 흐릿하게 보이는 사진이라면 좋지 않습니다. 그리고 사진이 몇장인지도 확인하시면 도움이 됩니다. 달랑 8장 찍고 끝내버리는 의사보다는 30~40장 정도 찍는 의사가 꼼꼼히 보는 의사일 확률이 높습니다.

Q12 위내시경과 대장내시경을 같이 해도 되나요?

A12 저는 무조건 YES입니다. 위내시경은 대장내시경 할 때 같이 하면 좋습니다. 따로 할 이유가 전혀 없습니다. 같이 하면 훨씬 더 유리합니다.

> **자세히 설명드립니다.**

저는 위내시경과 대장내시경을 같이 하는 게 훨씬 좋다고 얘기를 합니다. 여러 가지 장점이 있습니다.

첫 번째, 비용적으로도 굉장히 유리합니다.

두 번째, 검사 시 사용하는 진정제 양이 적어집니다.

세 번째, 우리나라에서 흔한 위암과 우리나라에서 증가되고 있는 대장암이 있는지 다 확인할 수 있습니다.

네 번째, 출혈의 원인을 찾기 위해 내시경을 하는 경우에 위장관 출혈 원인을 한 번에 찾을 수 있습니다.

마지막으로, 두가지 검사를 한꺼번에 하면 편리합니다.

특히나 대장내시경을 하시겠다고 준비하고 오신 경우에는 모든 준비가 다 되었으니 위내시경만 추가하셔서 검사를 진행하시면 됩니다. 위내시경은 40세 이상에서 2년마다 위암검진으로 국가에서 지원하는 혜택을 받고 검사를 시행할 수 있으니 한 번에 그냥 같이 하시면 좋습니다.

Q13 위장조영술은 어떤 것인가요?

A13 위장조영술은 조영제를 이용하여 식도, 위, 십이지장을 검사하는 방법으로 과거에는 많이 시행되었으나 지금은 추천되지 않는 검사 방법입니다.

1. 위암 검진 53

자세히 설명드립니다.

위장조영술은 조영제를 이용해서 위를 검사하는 방법입니다. 조영제를 마셔서 X-ray를 촬영하는 검사 방법입니다. 조영제를 마시면 조영제가 식도를 통해서 내려가면서 위와 십이지장으로 지나가게 됩니다. 조영제가 식도, 위, 십이지장을 지나가는 동안 계속해서 X-ray를 촬영하는 검사가 위장조영술입니다. 저는 개인적으로 좋은 검사법은 아니라고 생각합니다.

위장조영술은 그림자를 보는 검사입니다. 직접 관찰하는 검사가 아니라는 것입니다. 식도, 위, 십이지장 점막을 조영제를 묻혀서 검사를 하기 때문에 이상 소견을 발견하는 것이 무척이나 어렵습니다. 위내시경이 보편화되기 전에 그나마 위에 대해서 알 수 있는 검사였기에 시행되었으나 위내시경이 보편화된 요즘 시대에는 거의 사용되지 않습니다. 물론 아직도 위장조영술로 검사를 하는 곳이 있기는 합니다.

만약 식도에 혹이 있다면 위장조영술에서는 조영제의 분포가 다소 다르게 보입니다. 위궤양이 심해서 움푹 들어간 홈이 있다면 조영제의 분포양상도 다르게 보이는 것입니다. 조영제가 도포되면서 점막에 페인트칠을 하신다고 생각하면 이해하기 쉽습니다. 페인트칠을 하는데 뭔가 움푹 꺼져 있는 데는 페인트 칠이 이상하게 보이는 것입니다. 또는 버섯처럼 큰 혹 같은 게 있으면 조영제가 지나가면서 약간의 이상한 소견이 나타날 수 있습니다. 그러면 뭔가 이상이 있다고 생각하는 것입니다.

하지만 큰 혹이거나 큰 홈이 아니면 거의 정상처럼 보입니다. 조기 위암은 거의 표시가 나타나지 않습니다. 조기위암은 위장조영술로는 발견하기가 힘들다는 것입니다.

그리고 위장조영술을 하신 후에는 조영제 때문에 변비가 오거나 악화될 수 있습니다. 조영제로 인한 변비 때문에 며칠 동안 배가 아프고 고생하실 수 있습니다.

Q14 위암 진단을 위해서 위내시경 대신에 위장조영술을 하면 안 되나요?

A14 위암 진단을 위해 위내시경 대신에 위장조영술을 시행하는 것은 추천되지 않습니다. 위장조영술은 조기위암의 발견율이 현저히 낮기 때문입니다. 위장조영술은 위암 진단에 전혀 도움이 안 된다는 연구보고가 많기에 위장조영술을 선택하는 일은 절대 없어야 하겠습니다.

자세히 설명드립니다.

위암 검진에서 우리나라는 아직까지도 위장조영술을 선택할 수 있게 되어 있습니다. 위내시경과 위장조영술 둘 중에 선택하라고 합니다. 하지만 많은 의사 선생님들은 위장조영술을 하면 안 된다고 주장을 합니다. 그리고 몇 년 전에 국립암센터에서 공식적인 연구 논문으로 '위장조영술은 조기 위암을 발견하는데 전혀 도움이 되지 않는다.

위암 진단에 유용하지 않는 검사다. 조기 위암은 발견 못하므로 하면 안 된다.'라고 주장했습니다.

예전에는 위내시경을 하는 의사가 많지 않았습니다. 그래서 40세 이상의 전 국민을 대상으로 2년마다 위암검진의 위내시경을 다 못했습니다. 그래서 어쩔 수 없이 위장조영술을 이용했습니다. 위장조영술은 장비 있으면 하루에 몇십 명을 할 수 있기 때문이고, 경제적으로도 병원 입장에서 유리했기 때문입니다.

특히나 건강검진이 몰리는 연말에는 위내시경 예약이 마감되어 위장조영술을 어쩔 수 없이 선택하는 분들도 계십니다. 하지만 그럴 때는 다른 병원에서 검사하기를 추천드립니다. 요즘에는 위내시경 하는 곳이 엄청 많아졌습니다. 위장조영술로는 조기 위암을 발견하는 확률이 굉장히 낮기 때문에 저는 위장조영술은 절대 안 했으면 좋겠다는 생각이 듭니다.

그리고 위내시경도 좀 잘하는 병원에서, 잘하는 의사한테 받는 게 좋겠다고 말씀드립니다. 마지막으로 '위내시경은 반드시 하셔야 되고, 아주 중요한 검사입니다. 국가에서 40세 이상에서 2년마다 해주는 위암검진은 당연히 하셔야 합니다. 그리고 2년 간격이 아니라도 1년마다 하시는 것이 좋은 분들(위암 고위험군이나 위암이 걱정되시는 분들)은 1년마다 검사를 추천드립니다. 또한 40세 이상이 아니더라도 증상이 있고 걱정되시거나 가족력이 있다면 20대 초반부터라도 위내시경 검사를 하시기를 추천드립니다. 대장내시경 하실 때에 위내시경도 같이 하는 게 훨씬 좋고, 위내시경을 잘하는 의사를 찾아서 하시는 게 좋겠다.'고 강조 드립니다.

2

대장암 검진

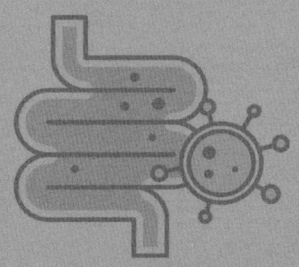

알기 쉬운 건강검진

2
대장암 검진

1)대변잠혈검사

Q1 대장암 진단을 위해 대장내시경 대신 분변잠혈(FOB)검사를 하면 안되나요? 분변잠혈검사는 부정확하다고 하던데 사실인가요?

A1 대장암 진단에는 분변잠혈(FOB)검사보다는 대장내시경이 월등하게 좋은 검사입니다. 왜냐하면 분변잠혈검사는 정확도가 낮기 때문입니다. 따라서 국가에서 대장암 검진으로 시행하고 있는 분변잠혈검사가 정상이라고 대장암이 없다고 생각해서는 안됩니다.

자세히 설명드립니다.

현재 대장암 국가암검진에서는 50세 이상인 분을 대상으로 분변잠혈검사(일명 대변검사)를 실시하여 대변에 출혈이 있는지 확인하는 검사를 진행합니다. 문제는 이 분변잠혈검사의 정확도가 매우 낮다는 것입니다. 다시 말해 대장암이 있는 경우에도 분변잠혈검사에서 '이상이 있다.'는 결과로 나오는 경우가 낮다는 것입니다. 따라서 분변잠혈검사에서 정상으로 나왔다 하더라도 대장암이 없다고 생각해서는 안 될 것입니다.

이런 낮은 정확도 때문에 의사들은 분변잠혈검사 대신에 대장내시경을 하자고 주장합니다. 다행히 이러한 의사들의 요구가 받아들여져서 2019년부터 일부 지역을 대상으로 대장내시경을 대장암 검진으로 하기 위한 시범사업이 시행되고 있습니다. 이 시범사업의 결과를 토대로 조만간 대장암 검진 검사로 대장내시경이 분변잠혈검사를 대체할 것으로 생각됩니다.

2) 대장내시경

Q1 대장내시경 검사로 무엇을 확인할 수 있나요?

> **A1** 대장내시경으로 확인할 수 있는 대장 질환 중 가장 중요한 질환은 대장암입니다. 그리고 대장 질환 중 가장 빈도가 높은 질환은 대장용종입니다. 그 외에도 대장내시경으로는 염증성 장질환, 게실, 치핵, 장유착, 장폐쇄 등 대장과 항문의 병변을 발견할 수 있습니다.

자세히 설명드립니다.

대장암은 초기에는 대부분 증상이 없기 때문에 대장내시경으로 조기 진단하는 것이 매우 중요합니다. 위암이 그러하듯 대장암도 조기에 발견하면 수술을 하지 않고 내시경적으로 치료가 가능하기 때문입니다. 혈변이나 체중 감소 같은 증상이 생기고 나서 대장내시경을 검사하여 진단되는 대장암은 대부분 2기 이상의 진행성 대장암인 경우가 많습니다. 그래서 대장암을 침묵의 암이라고도 합니다.

대장용종은 조직학적으로 선종(adenoma), 과형성용종, 염증성 용종 등으로 구분됩니다. 그중 선종(adenoma)의 일부는 5~10년 정도 경과되면 대장암으로 진행할 수 있기 때문에 중요한 의미가 있습니다. 다행스러운 것은 이러한 선종(adenoma)을 조기에 발견하여 대장용종 절제술을 시행하면 대장암을 예방할 수 있습니다. 그런 의미에서 대장내시경은 매우 중요한 검사라 하겠습니다.

염증성 장질환은 장관 내 비정상적인 만성 염증이 호전과 재발을 반복하는 질환으로, 설사와 복통, 혈변, 체중 감소 등의 증상이 나타날 수 있습니다. 대장 게실은 대장의 장벽이 약해져 바깥쪽으로 동그랗게 꽈리처럼 튀어 나가는 것을 말하며, 대부분 증상은 없으나 간혹 출혈이나 염증을 동반할 수 있습니다. 치핵은 항문 출혈의 가장 많은 원인으로 대장내시경으로도 진단이 가능합니다.

내분비성종양은 과거 유암종이라고 불렸던 악성질환으로 조기에 발견하면 내시경적으로도 제거가 가능합니다. 이러한 내분비성종양은 지방종과의 감별이 중요한데, 지방종은 임상적으로는 문제될 것은 없는 점막하병변으로 내시경적 소견과 조직 검사로 감별할 수 있습니다.

Q2 대장 관련 증상이 없는데도 대장내시경을 해야 하나요?

A2 대장 관련 증상이 없더라도 40세 이상부터는 정기적으로 대장내시경을 하는 것이 필요합니다. 왜냐하면 대장암과 대장용종은 증상이 없는 경우가 많기 때문이며, 40세 이상부터 대장암과 대장용종의 발생 가능성이 증가하기 때문입니다.

자세히 설명드립니다.

국가암검진에서는 대장암 검진을 50세부터 하게 합니다. 하지만 많은 의사들이 50세는 늦다고 이야기합니다. 그리고 많은 의사들은 대장 관련된 증상이 없어도 대장내시경이 필요하다고 한목소리로 이야기합니다. 따라서 대장 관련된 증상이 없어도 대장내시경은 반드시 필요합니다.

'몇 살부터 대장내시경을 받는 것이 좋은가?'에 대해서는 의사들마다 의견이 다소 다릅니다. 일부의사들은 45세부터 대장내시경을 받는 것이 좋다고 이야기하시지만, 많은 의사들은 40세부터 대장내시경을 하는 것이 좋다고 주장합니다. 하지만 개인적으로는 40세 이전이라도 여건이 된다면 한 번쯤 대장내시경을 해보는 것이 좋다고 생각합니다. 아주 젊은 나이에 대장암이 발견되는 경우도 종종 있으며, 대장용종은 40세 미만에서도 드물지 않게 발견되기 때문입니다.

Q3 대장 관련 증상이 있다면 대장내시경을 해야 하나요?

A3 대장 관련 증상이 있다면 당연히 대장내시경을 해야 합니다. 만약에 대장 관련 증상이 있다면 나이와 상관없이 대장내시경을 하는 것이 좋습니다.

자세히 설명드립니다.

　대장내시경을 반드시 해야 하는 첫 번째 증상은 대장 출혈 즉 혈변입니다. 대변을 보고 나서 출혈이 관찰되는 경우나 변에 피가 섞여 나오는 경우에는 반드시 대장내시경을 해야 합니다. 하지만 문제는 우리가 대변을 보고나서 변기를 잘 확인하지 않기 때문에 출혈이 있는지 파악하기가 쉽지 않다는 것입니다. 그리고 출혈량이 많지 않고, 대변에 조금 섞여 있는 경우에는 육안으로 출혈이 있는지 확인하기 어렵습니다.

　당연히 항문 출혈이 있는 경우에도 대장내시경을 하셔야 합니다. 항문 출혈의 원인 중 가장 흔한 것은 치질이지만 항문 출혈의 원인으로 치질 이외에 다른 대장 질환이 있는지 대장내시경으로 확인해야 하기 때문입니다. 가끔이지만 '치질인 줄 알고 치질 수술했는데 한참 지나서 알고 보니 대장암인 경우'도 있습니다.

　대장 출혈의 원인은 대장암 뿐만 아니라 다양한 원인으로 발생할 수 있습니다. 궤양성 대장염이나 크론병 같은 염증성 질환이 원인일 경우도 있고, 대장용종이나 대장 게실 같은 양성질환 때문일 수도 있습니다. 이런 대장질환은 모두 대장내시경으로 진단할 수 있습니다.

대장내시경이 필요한 두 번째 증상은 배변습관의 변화입니다. 없던 변비가 생기거나, 설사와 변비가 반복되는 것처럼 배변습관의 변화가 있는 경우에는 반드시 대장내시경을 해보는 것이 좋습니다. 이러한 증상은 대장암의 증상일수 있기 때문입니다.

그 외에도 복통이 있거나, 체중 감소, 빈혈, 복부 팽만감 등이 있는 경우에도 의사 진찰 후에 필요하면 대장내시경 하는 것을 추천합니다.

Q4 대장내시경은 몇 살부터 하는 것이 좋은가요? 대장암 가족력이 있을 때는 언제부터 검사하는 것이 좋나요?

> **A4** 많은 의사들은 40세부터 대장내시경을 하는 것이 좋다고 권유합니다. 그리고 대장암 가족력이 있다면 40세 전이라도 대장내시경을 하는 것이 좋다고 생각합니다. 물론 증상이 있다면 나이에 상관없이 대장내시경을 하는 것이 추천됩니다.

▶ 자세히 설명드립니다.

대장내시경 검사 시기를 추천할 때는 비용 대비 효율을 따져서 판단하는 경우가 많습니다. 하지만 경제적인 여유가 된다면 대장내시경을 이른 나이에 한번 받아보는 것도 좋다고 생각합니다.

우리나라는 의료혜택이 좋아서 미국처럼 대장내시경이 100~300만 원 정도의 고가가 아니라 그보다 1/10 가격으로도 검사를 받을 수 있습니다.(2020년에 제 지인이 미국에서 대장내시경 검사를 받았는데 대장내시경 비용이 300만 원이 나왔다고 합니다. 용종절제술을 하는 경우에는 병원비만 1000만 원이라고 합니다.) 대장내시경 검사에 비용이 발생하지만 실보다는 득이 더 많기 때문에 기회가 되면 40세 전이라도 대장내시경을 받는 것이 좋습니다.

또한 대장암(직장암 포함) 가족력이 있다면 다른 분들보다 더 일찍부터 대장내시경을 받는 것이 좋습니다. 가족성 선종성 용종증(attenuated familial adenomatous polyposis) 같은 선천성 질환이 있는 경우에도 당연히 이른 나이부터 검사를 하는 것이 좋습니다.

Q5 대장내시경은 몇 살까지 해야 하나요?

A5 국립암센터에서 발표한 자료에 의하면 80세까지 대장내시경을 시행 받을 것을 제안합니다. 그리고 대체적으로 의사들은 기대수명이 5년 정도 남았다면 대장내시경을 하는 것이 좋다고 제안합니다.

자세히 설명드립니다.

대장내시경을 언제부터 해야 되는지에 대한 논의는 많이 이루어진 반면 대장내시경을 몇 살까지 받아야 하는지에 대한 논의와 연구는 부족한 것이 사실입니다.

　보통은 기대수명이 5년 이상 남았다면 대장내시경을 시행하는 것이 좋다고 알려져 있지만 문제는 기대수명이 얼마나 남았는지 알 수 없다는 것입니다. 그래서 국립암센터에서는 80세까지로 제안을 하였습니다.

Q6 대장내시경은 얼마나 자주 하나요?

> **A6** 대장내시경으로 검사하였는데 대장용종이 1개도 없다면 5년 동안은 대장암 걱정 없이 지내셔도 됩니다. 대장암의 씨앗이 되는 선종(adenoma)이 대장암으로 변화하는데 5~10년 정도 소요된다고 알려져 있기 때문에 일반적으로는 5년 후에 검사를 하셔도 됩니다. 하지만 장청소가 불량하거나, 검사시간이 부족한 경우에는 대장병변을 놓치는 경우도 있음을 고려해야 합니다.

자세히 설명드립니다.

　만약 대장내시경에서 대장용종이 발견되었다면 대장용종의 조직검사에 따라 추적 검사 시기가 달라집니다. 대장암과는 무관하다고 알려져 있는 과형성용종이나 염증성용종이라면 3~5년 후 대장내시경을 하시면 됩니다. 하지만 조직 검사상 선종(adenoma)이 진단된 경우는 다른 용종보다는 추적 검사 간격을 짧게 하는 것이 필요합니다.

일반적으로는 선종(adenoma)이 1~2개인 경우는 3년 후에 대장내시경 검사를 권유 드립니다. 그리고 선종(adenoma)이 3개 이상이거나, 한 개라도 1cm 이상인 경우, 융모 성분이 포함된 선종(adenoma)인 경우는 1년 후에 대장내시경 검사를 권유합니다. 조금 더 대장암으로 갈 가능성이 높다고 알려져 있는 고등급 이형성 선종(adenoma)인 경우에는 6개월 후 추적 대장내시경 검사를 하는 것이 좋습니다. 대장용종절제술이 완벽하게 시행되지 못했거나, 장청소가 불량하여 대장 관찰이 제한적인 경우에는 일반적인 추적기간보다 짧게 하는 것이 좋습니다.

대장용종중 선종(adenoma)을 제거하고 난후 추적검사 시기를 다른 용종보다 짧게 하는 이유는 대장암의 원인이 되는 선종(adenoma)은 제거를 해도 또 다른 위치에 선종(adenoma)이 발생할 수 있기 때문입니다.

Q7 당일에도 대장내시경이 바로 가능한가요? 위내시경과 같이 대장내시경을 해도 되나요?

A7 대장내시경도 당일에 검사하실 수 있습니다. 장정결제를 오전에 드시고 오후에 검사하면 되는 것입니다. 그리고 대장내시경을 하실 때 위내시경도 같이 하실 수 있습니다. 대장내시경을 하실 때 위내시경까지 같이 하면 좋은 점들이 많습니다.

> **자세히 설명드립니다.**

당일 대장내시경은 가능합니다. 하지만 실제로 당일 대장내시경을 시행하는 병의원은 그렇게 많지 않습니다. 필요하다면 당일 대장내시경이 가능한 병의원을 찾아가서 당일 검사를 하는 것이 좋습니다. 당일 대장내시경을 하는 경우에는 가끔 장청소가 잘되지 않는 경우가 있다는 점은 고려하셔야 합니다.

대장내시경을 할 때 위내시경을 같이 하면 금식 기간이 길어진다는 단점은 있지만, 좋은 점도 많습니다. 먼저 위내시경과 대장내시경을 각각 하는 것보다 경제적으로 유리하며, 사용되는 진정제 양도 적어 좋습니다. 한 번에 두 가지 검사를 다 할 수 있기 때문에 편의성에서도 뛰어납니다.

많은 분들이 오해를 하시는 부분인데 대장내시경 하는 내시경 스코프 장비와 위내시경 하는 내시경 스코프 장비는 완전히 다릅니다. 즉 대장내시경을 했다가 같은 내시경 스코프 장비로 위내시경을 하지 않습니다. 위내시경 스코프 장비는 비교적 얇고 짧은 사이즈이며, 대장내시경 스코프 장비는 약간 길고 굵은 편입니다.

Q8 대장내시경 회수시간으로 '6분'을 이야기하는데 어떤 의미인가요?

A8 대장내시경을 시행함에 있어 '6분' 이상 대장을 관찰해야 한다는 의

미입니다. 즉 대장의 가장 안쪽인 맹장까지 도달한 후부터 계산하여 대장을 관찰하는 시간이 6분 이상이어야 한다는 의미입니다.

자세히 설명드립니다.

대장내시경 검사에서 중요한 것은 대장에 충분한 시간을 들여 관찰해야 한다는 것입니다. 자세히 보지 않으면 병변을 놓치는 경우가 많습니다. 병변이 있지만 병변을 찾지 못하는 확률을 'missing rate'라고 하는데 대장내시경은 생각보다 missing rate가 높습니다.

대장용종을 발견하지 못하고 놓칠 확률이 있는 이유는 대장의 구조적인 문제 때문입니다. 대장은 장청소가 잘 안되어 병변을 찾지 못하는 경우도 자주 있지만, 구조적으로 대장 주름이 많아서 주름 뒤쪽은 관찰하기 힘든 경우가 많습니다. 또한 대장의 주행이 심하게 꺾여있는 부분이 4~5군데 되는데 그 부분은 관찰하기 어려운 맹점이 됩니다. 그 맹점 부위에 병변이 있을 경우에는 병변을 놓칠 확률이 있는 것입니다.

이러한 missing rate를 줄이기 위해서 대장을 관찰하는 회수 시간은 '6분' 이상 관찰해야 한다고 많은 학회에서 추천하고 있습니다. 적어도 대장의 관찰 시간을 6분 이상은 가져야 병변을 놓칠 확률이 낮다는 것입니다.

하지만 실제 임상에서는 회수 시간 6분을 지키지 않는 경우가 많습니다. 특히 검진을 주로 하는 검진기관에서는 대기 고객 때문에 검사를 오랜 시간 동안 하는 것이 어려울 때가 많습니다.

따라서 이제는 의료소비자가 직접 챙겨야 합니다. 당당히 대장내시경 검사를 한 의사에게 물어야 합니다. '대장내시경 회수 시간이 몇 분이냐?'고 말이죠.

Q9 대장내시경을 하기 전 의료진에게 미리 알려야 하는 사항은 무엇이 있나요?

A9 폐질환, 심장질환, 신장질환, 뇌질환, 간질환, 당뇨가 있으신 분이나 임신 가능성이 있는 경우에는 대장내시경 전에 의료진에게 알려주셔야 합니다. 그리고 대장내시경 전에 아스피린이나 항응고제의 중단이 필요할 수 있는데 이때는 담당 주치의와 사전에 상의가 반드시 필요합니다. 덧붙여 복부 수술한 적이 있으시거나, 가족 중에 대장암으로 고생하신 분이 계신 경우에도 알려주셔야 합니다.

자세히 설명드립니다.

대장내시경을 안전하게 받기 위해서 검사를 받으시는 분께서는 자신의 질환에 대해서 의료진에게 자세히 알려주셔야 합니다. 대장내시경을 편안하게 받기 위해서 진정제를 투여하는 경우가 많은데 심장질환, 신장질환, 뇌질환, 간질환, 당뇨, 임신인 경우에는 진정제 투여량을 조절해야 하기 때문입니다.

당뇨가 있으신 분들께서 대장내시경 당일 당뇨약을 드시고 오시는 경우가 종종 있는데, 금식을 한 상태이기 때문에 당뇨약을 복용하게 되면 저혈당이 올 수 있으므로 주의해야 합니다.

또한 혈압약을 드시는 분들께서 대장내시경 당일 혈압약을 안 드시고 오시는 경우가 가끔 있는데, 혈압이 높으면 대장내시경 검사가 불가능하므로 반드시 검사 당일 아침에 혈압약을 드셔야 합니다.

무엇보다 신경 써야 할 것은 아스피린이나 와파린 등 다른 항응고제를 드시는 경우입니다. 대장내시경을 하다가 대장용종이 있으면 보통 대장용종절제술을 시행하게 되는데, 아스피린이나 와파린을 드시고 계신 상태라면 대장용종 절제술을 못하게 되는 경우가 있습니다. 보통 3~7일정도 아스피린이나 와파린을 중단해야지 대장용종 절제술을 시행할 수 있기 때문입니다.

이때 주의해야 할 것은 아스피린과 와파린을 함부로 중단하면 안 된다는 것입니다. 심근경색이나 뇌졸중으로 인해 아스피린이나 와파린을 드시는 분들은 반드시 주치의와 상의하여 약의 중단 여부를 결정해야 합니다. 만약 주치의가 약을 중단하면 안 된다고 한다면 대장용종 절제술을 시행해서는 안되고, 용종절제술 없이 대장내시경 검사만 진행하는 것이 좋습니다.

Q10 대장내시경을 하기 위해 준비는 어떻게 하면 되나요?

A10 대장내시경을 하기 위해서는 장을 비워야 하는 준비가 필요합니다. 즉 장정결제를 드셔서 장청소를 해야지 대장내시경을 할 수 있는 것입니다. 장청소를 제대로 하기 위해서는 장정결제를 드셔도 잘 배출되지 않는 음식을 보통 3일 전부터 드시면 안됩니다.

자세히 설명드립니다.

대장내시경은 대장 점막을 관찰함으로써 병변을 찾는 검사입니다. 따라서 대장 안에 변이 남아있는 경우에는 검사를 제대로 할 수가 없습니다. 즉 검사 전에 대장을 깨끗하게 비워서 장청소를 잘해야지 제대로 검사를 할 수 있다는 것입니다.

위내시경은 8시간만 금식을 하면 언제든 검사를 할 수 있지만 대장내시경은 검사 전에 장정결제를 드셔야 하는 것입니다. 그리고 장청소가 잘되기 위해서는 대장내시경 검사 3일전부터 해조류, 씨 있는 과일과 야채, 견과류 등 피해야 할 음식 섭취를 하지 않도록 해야 합니다.

그래도 다행스러운 것은 장정결제의 복용이 과거보다는 많이 편해졌다는 것입니다. 과거에는 대장내시경을 하기 위해서 4L의 물약을 복용해야만 했습니다. 하지만 점점 복용해야 되는 양은 줄었고, 이제는 1L도 안 되는 소량으로 장청소를 하셔도 충분히 검사가 가능합니다. 심지어 최근에는 장정결제로 먹는 알약까지 나왔습니다.

Q11 장청소를 잘하기 위한 방법은 무엇이 있나요? 대장내시경 장청소가 잘 안되었을 때는 어떻게 하나요?

> **A11** 대장내시경을 위한 장청소를 잘하기 위해서는 씨 있는 과일, 해조류, 잡곡류, 채소류 등을 3일 전부터 드시면 안 되고, 장정결제를 드실 때 최대한 물을 많이 드시는 것이 좋습니다. 그리고 장청소를 하면서 마지막까지 대변이 섞여 나오는 경우에는 장정결제를 조금 더 드시는 것이 좋습니다.

자세히 설명드립니다.

대장내시경을 시행함에 있어 장청소가 잘 되지 않았다면 대장내시경 검사가 정확히 시행되지 않을 수도 있습니다. 즉 대장 병변이 있어도 놓칠 수 있다는 것입니다. 따라서 장청소는 매우 중요합니다.

대장내시경 검사 3일 전부터 드시면 안 되는 음식은 씨 있는 과일(수박, 참외, 귤, 오렌지 등), 해조류(미역, 우뭇가사리 등), 잡곡류(현미, 흑미 등), 채소류(파, 버섯류, 나물류, 고춧가루 등) 등입니다.

대장내시경 검사 전에 드셔도 되는 음식으로는 흰쌀밥, 흰죽, 계란류, 두부류, 묵, 생선류, 닭고기, 감자, 바나나 등입니다. 식사는 대장내시경 검사 전날 저녁까지 드셔도 되는데 저녁식사는 죽으로 드시는 것이 좋습니다. 검사 2~3시간 전까지는 물을 섭취하셔도 됩니다.

장청소가 잘 되었다는 것을 아는 방법으로는 마지막 대변이 노란색 물처럼 나오는 것입니다. 찌꺼기 없이 물만 나온다면 제대로 장청소가 된 것입니다. 만약 대변 찌꺼기가 나온다면 물을 더 드시거나 장정결제를 더 드시는 것이 필요합니다.

Q12 대장내시경 검사 위해 장청소를 해야 한다고 하던데 편하게 장정결 하는 방법은 없나요? 대장내시경 장청소약으로 알약이 있다고 하던데 차이점은 무엇인가요?

A12 최근 대장내시경 장청소를 편하게 하는 방법으로 알약 형태의 장정결제를 사용하기도 합니다. 기존의 물약 형태와 효과는 같고 복용이 편하다는 장점이 있습니다. 하지만 알약은 비급여 제품으로 본인 부담금이 추가로 발생한다는 단점이 있습니다.

자세히 설명드립니다.

대장내시경을 받는 것이 두렵다고 하시는 분들께서 가장 많이 이야기하시는 것은 장청소약을 드시는 것이 힘들다는 것입니다. 기존의 장청소약인 물약이 역겨워서 드시기 힘들고, 심지어 약을 드시다가 토해서 검사를 못하는 경우도 제법 있습니다.

하지만 최근에 이러한 문제점들을 극복하기 위해 알약 형태의 장청소약이 많이 이용되고 있습니다. 물론 아직까지 알약 형태의 장청소약은 비급여 항목이라 고객분이 비용을 부담해야 되는 면이 있습니다. (비급여 항목이라 의원들마다 약 가격이 다소 차이가 있습니다.)

다행히 알약 형태의 장청소약의 장정결 효과는 마시는 약과 큰 차이는 없습니다. 과거 장청소약 드시는 것이 힘들었던 분이나 마시는 약에 역겨움이 있는 분들은 알약 형태의 장청소약을 드시는 것도 좋은 선택이 될 것입니다.

Q13 대장내시경을 편하게 받을 수 있는 방법은 없나요?

A13 대장내시경은 진정제 주사를 맞고 검사하는 것이 좋습니다. 그리고 대장내시경을 할 때 CO_2 가스 주입장치를 사용하는 것이 좋습니다. 덧붙여 대장내시경의 경험이 많은 의사에게 대장내시경 검사를 받는 것이 편하게 검사 받는 방법입니다.

자세히 설명드립니다.

진정제를 투여하지 않고 대장내시경을 진행하면 다소 힘듭니다. 3~5분 정도로 소요되는 위내시경과는 다르게 대장내시경은 검사시간이 10~30분 정도로 오래 걸립니다. 또한 대장은 구조적으로 3~4번 정도 심하게 주행이 꺾여있고, 공기가 지속적으로 들어가기 때문에 대장의 굴곡부를 지나갈 때는 힘들 수 있습니다. 따라서 대장내시경을 할 때는 일반내시경으로 받기보다는 진정내시경으로 검사를 받는 것이 좋습니다.

대장내시경을 할 때 진정제 주사를 맞지 않고 일반으로 검사를 하는 것도 물론 가능합니다. 하지만 진정내시경을 하지 않고 일반내시경으로 하면 힘든 것이 사실입니다. 실제로 많은 분들이 진정내시경을 선택하고 있습니다. 진정내시경에 대한 오해가 있어 가끔 진정내시경을 싫어하시는 분도 계시지만 적당량의 진정제를 사용한다면 위험하지 않고, 부작용도 없습니다. 진정제 사용의 득과 실을 따지고 대장내시경을 할 때는 진정제를 사용하시는 것이 매우 이롭습니다.

그리고 대장내시경을 할 때 CO_2 가스 주입장치를 사용하는 것이 좋습니다. 대부분의 병의원에서는 대장내시경을 할 때 대장을 팽창시킬 목적으로 CO_2 대신에 공기를 사용합니다. 하지만 일반 공기를 사용해서는 검사 중이나 검사 후에 통증이 심할 수 있습니다. 그리고 CO_2는 전혀 해가 되지 않습니다. 따라서 대장내시경을 하는 고객 입장에서 판단하면 당연히 CO_2 주입장치가 갖추어져있는 곳에서 검사를 하는 것이 훨씬 좋습니다. 최신의 장비를 도입하여 고객을 배려하는 의원에서 검사하는 것이 대장내시경을 편하게 받는 방법입니다.

마지막으로 대장내시경을 잘하는 의사에게 검사를 받는 것이 중요합니다. 대장내시경은 어려운 술기입니다. 대장내시경 검사를 누가 하느냐에 따라 검사가 힘들어질 수도 있고, 편안해질 수도 있습니다.

Q14 진정(수면) 내시경은 위험하지 않나요?

A14 진정내시경은 건강하신 분이라면 위험하지 않습니다. 또한 진정내시경을 하는 도중에 산소포화도나 맥박 등의 수치를 체크하면서 검사를 진행하기에 안전합니다. 그리고 진정제를 맞으면 머리가 나빠진다는 것도 오해이며 잘못 알려진 것입니다.

자세히 설명드립니다.

모든 약이 그러하듯 부작용이 있을 수 있는 것은 사실입니다. 하지만 대장내시경을 할 때 사용하는 진정제의 부작용 때문에 진정내시경을 하지 않는 것은 현명하지 못합니다. 진정내시경으로 대장내시경을 하는 것이 훨씬 더 많은 이득이 있기 때문입니다.

대장내시경을 하는 의사들은 검사받는 고객의 건강 상태 동반질환을 고려하여 진정제의 적절한 용량을 선택합니다. 심장질환이나 폐질환, 뇌질환 등이 있으신 분은 진정내시경 시 사용되는 진정제가 심장이나 폐에 다소 영향을 줄 수 있습니다. 그런 분들은 검사 전 의사의 면담을 통해 적절한 조치를 취하고 검사를 진행하기 때문에 걱정하지 않으셔도 되겠습니다.

실제로 진정내시경 시 사용하는 주사제로 인한 부작용은 아주 드뭅니다. 그리고 주의해서 제대로만 사용한다면 문제가 되는 경우는 거의 없습니다. 경험 많고 실력 있는 의사에게 진정내시경을 받는다면 걱정할 것이 없다는 것입니다.

그리고 진정내시경을 자주하면 머리가 나빠진다는 오해가 있는데 이 또한 전혀 사실무근입니다. 진정내시경으로 검사하는 도중에 본인이 했던 말들이나 행동을 기억하지 못하는 경우는 있으나 진정 주사제 자체로 인해 머리가 나빠지는 것은 아닙니다.

대장내시경을 다른 병원에서 검사를 하고, 대장용종절제술을 위해 의뢰되어 하루에 2번 진정내시경을 받는 경우에도 크게 걱정하지 않으셔도 됩니다. 하루에 2번 진정제를 투여하는 것에 대해 걱정을 하시는데 적당량만 사용된다면 부작용은 없습니다.

Q15 진정내시경 시 잠꼬대를 많이 한다고 하던데 사실인가요?

A15 사람마다 차이는 있습니다만 실제로 진정내시경 시 잠꼬대를 하시는 경우가 가끔 있습니다. 진정제를 주사하게 되면 검사받는 분은 잠을 주무시게 되는데 무의식적인 행동을 하시는 것입니다. 하지만 실제로 대부분의 사람들은 편안하게 주무시면서 검사를 받습니다.

자세히 설명드립니다.

종종 진정내시경을 하고난 뒤 회복실에서의 검사자가 하는 행동들을 방송으로 보여줄 때가 있습니다. 회복실에서 자고 있는 배우자의 손을 잡고 눈물을 흘리기도 하고, 검사자가 무의식적으로 하는 이야기를 듣고 감동하기도 합니다. 이러한 상황은 영화의 소재로도 활용되기도 하는데, 진정내시경 시 검사자가 내뱉은 말들이 살인사건의 단서가 되어 스토리가 전개되기도 합니다.

하지만 실제로 진정내시경 시 잠꼬대를 하는 경우가 많지는 않습니다. 대부분은 아무런 말씀도 없이 푹 주무시면서 검사를 받게 됩니다. 설사 잠꼬대를 하시더라도 대부분 혼잣말로 이야기를 하시는 경우가 많은데 아주 가끔은 과격한 행동을 하는 경우도 있습니다. 아무래도 대장내시경 검사 자체가 대장을 팽창시키고, 꺾여있는 대장을 거슬러 올라가다보니 약간의 통증이 있게 되는데 그 통증이 불편하기 때문에 나타나는 행동일 수 있습니다. 물론 통증과 상관없이 진정제 투입으로 인한 현상일 수도 있습니다.

진정내시경 시 잠꼬대가 심하여 검사를 못하게 되는 경우에는 해독제를 투여하여 검사자분을 깨우게 됩니다. 대장내시경 시 사용하는 진정제는 크게 2가지가 있습니다. '미다졸람'과 '프로포폴'이 있는데, '미다졸람'이라는 주사제의 해독제는 있으나, '프로포폴'이라는 주사제의 해독제는 없습니다.

주의할 것은 해독제의 효과가 지속되는 시간이 길지 않기 때문에 완전히 깨었다고 생각하셔서는 안 된다는 것입니다. 이미 투여된 진정제의 주사 효과시간이 다소 더 길수 있기 때문에 해독제를 투여하였다고 해도 다시 잠이 오는 경우가 있습니다.

Q16 진정내시경 후 운전은 언제부터 해도 되나요? 일상생활은 언제부터 가능한가요?

> **A16** 진정내시경 받은 당일에는 운전은 안 하시는 것이 좋습니다. 완전히 다 깬 것 같아도 가끔 안전사고가 발생할 수 있기 때문입니다. 일상생활은 바로 가능 하나 중요한 계약이나, 집중을 해야 하는 정교한 작업은 검사 당일에는 피하는 것이 좋습니다.

자세히 설명드립니다.

진정내시경 검사에 이용되는 수면마취제, 위장운동 억제제, 진통제 등의 영향으로 어지럼증, 구토 등의 증상이 아주 가끔 나타날 수 있습니다. 따라서 진정내시경 검사 후에는 바로 운전이나 집중을 해야 하는 정교한 작업은 피하시는 것이 좋습니다. 그리고 진정내시경 후 3~4시간 정도 충분히 안정을 취하는 것이 권유됩니다.

아주 드문 경우이기는 하지만 진정내시경 후 발생했던 몇 가지 일화를 말씀드립니다.

한 고객분은 진정내시경 검사 후 은행에서 자동인출기로 출금을 했는데 지갑에 넣었다고 생각했던 돈이 없다고 병원에서 몇 시에 나갔는지 알아보기 위해 찾아오셨습니다.

또 충분히 휴식을 취한 후에 운전을 하고 귀가를 하셨는데 사고가 날 뻔했다고 말씀하신 분도 계셨습니다.

내시경 사진을 보면서 설명을 다 듣고 집에 가셨는데 설명들은 것이 기억이 안 난다고 전화하신 분도 계셨습니다.

덧붙여 설명드리면, 진정내시경 후 어지럼증, 구토 등의 증상은 4~6시간 정도가 지나면 호전되나 이상 소견이 지속되는 경우에는 반드시 병원에 문의하거나 내원하셔야 합니다.

Q17 대장내시경의 합병증으로는 어떤 것이 있나요?

A17 대장내시경의 합병증은 드뭅니다. 하지만 아주 드물게 출혈이나 천공이 발생할 수 있으므로 주의가 필요합니다. 따라서 대장내시경 후 혈변, 심한 복부통증, 어지럼증, 식은땀, 빈맥(맥박이 빨라짐), 구토, 고열 등이 동반되면 검사를 받은 병의원이나 응급실로 내원해야 합니다.

자세히 설명드립니다.

대장내시경 후 가장 흔한 부작용은 항문 불편감입니다. 대장내시경이 항문을 통해 들어가므로 검사하는 도중에 항문에 자극이 되어 항문 불편감이 발생할 수 있습니다. 특히 치핵 등 항문 질환이 있는 경우에는 더 자극이 되어 일시적으로 증상이 심해질 수 있습니다. 이러한 경우에는 따뜻한 물에 좌욕을 하시면 큰 도움이 됩니다.

드물지만 대장내시경 후 대장 출혈이 발생할 수 있습니다. 대장은 여러 부위가 꺾여있기 때문에 대장내시경 검사 중에 대장 점막이 일부 상처가 발생할 수 있기 때문입니다. 또한 대장 병변을 조직 검사하거나 대장용종을 절제한 경우에도 대변에 피가 섞여 나올 수 있습니다. 하지만 대부분의 경우에는 곧 멈추게 됩니다. 하지만 출혈의 정도가 심해 혈변이나 흑색변이 나오는 경우에는 조치가 필요합니다.

대장내시경 후 천공은 매우 드문 합병증입니다. 대장 천공의 대부분은 대장용종절제술 후 발생하게 되는데, 대장용종절제술 후 대장 천공이 발생하는 확률은 매우 낮습니다. 하지만 대장내시경 후 심한 복통이나 어지럼증, 식은땀, 빈맥, 구토, 고열 등이 발생하는 경우에는 반드시 합병증 발생 여부의 확인이 필요합니다.

Q18 대장내시경은 장비가 더 중요한가요, 시술하는 의사가 더 중요한가요? 대장내시경을 잘하는 의사를 찾는 방법은 무엇인가요?

> **A18** 대장내시경은 장비도 중요하고 시술하는 의사도 중요합니다. 하지만 둘 중 더 중요한 것을 선택하라고 한다면 당연히 시술하는 의사입니다. 대장내시경은 어려운 술기이기 때문에 실력 있는 의사에게 검사받는 것이 중요합니다.

자세히 설명드립니다.

대장내시경 검사는 배우기가 힘든 술기입니다. 위내시경에 비해 검사하는 의사가 검사에 익숙해지는데 시간이 많이 필요합니다. 따라서 대장내시경을 어느 병원에서 할 것인가를 결정할 때 가장 중요한 것은 검사하는 의사의 경험입니다. 검사하는 의사가 대장내시경을 얼마나 많이 해보았는지 확인하는 것이 필요합니다.

대장내시경을 잘하는 의사를 찾는 방법으로 몇 가지를 소개해 드립니다.

첫째, 대장내시경 세부전문의 자격이 있는지 확인하는 것입니다. 대장내시경 세부전문의는 전문 학회에서 인증하는 제도입니다. 학회에서 검증을 하고 자격이 되는 의사에게 부여하는 인증 제도인 것입니다. 대장내시경 세부전문의 제도는 일정 건수의 대장내시경을 해본 의사가 신청을 할 수 있고, 시험을 통해 검증을 하여 합격자에게 자격을 부여하는 제도입니다.

둘째, 대장내시경 경험이 얼마나 있는지 확인하는 것입니다. 실제로 의사선생님이 지금까지 얼마나 많은 대장내시경을 시행했는지 확인하면 큰 도움이 됩니다. 지금도 대장내시경을 하고 있는지, 1년에 몇 분 정도 대장내시경을 하는지 확인하는 것도 도움이 됩니다.

셋째, 학회 활동을 얼마나 하고 있는지, 꾸준히 공부하는지 확인하는 것입니다. 매년 의료기술은 발전하고 있고, 업그레이드되고 있습니다. 과거에 머물러있지 않고 최신의 의료기술을 배우기 위해 노력하는 의사라면 대장내시경을 잘하는 의사일 것입니다.

Q19 대장내시경 후 좌욕을 하면 좋은가요?

A19 대장내시경 후 항문 불편감이 발생할 수 있기 때문에 대장내시경 후 좌욕을 하는 것이 도움이 됩니다. 특히나 치질 등 항문질환이 있는 경우에는 좌욕이 특히 도움이 됩니다. 좌욕은 하루에 여러 번 하시면 좋고, 따듯한 물에 하시는 것이 좋으며, 3~5분 정도만 하셔도 됩니다.

자세히 설명드립니다.

대장내시경은 항문을 통해 직장으로 들어가서 대장 전체를 살펴보는 검사입니다. 따라서 검사하는 도중에 항문이 자극이 되어 불편감이 발생할 수 있습니다. 또한 대장내시경을 위해 검사 전에 장청소를 하는 과정에서 대변을 많이 보기 때문에 항문이 다소 불편해지기도 합니다. 특히나 치질 같은 항문질환이 있는 경우에는 대장내시경 후에 치질 등이 더 심해질 수 있습니다.

따라서 대장내시경 후에 좌욕은 큰 도움이 됩니다. 좌욕을 하는 방법은 다음과 같습니다.

첫째, 따뜻한 물을 사용합니다. 37~40도 정도의 목욕탕 온탕 정도의 온도가 좋습니다. 뜨거운 물로 좌욕을 하는 경우에는 화상을 입을 수 있기 때문에 좋지 않습니다.

둘째, 좌욕하는 시간은 한번 하실 때 3~5분 정도 하시면 됩니다. 지나치게 오래 좌욕을 하는 것은 오히려 좋지 않습니다.

셋째, 소금이나 소독약, 쑥 등을 타지 않고 맹물로 합니다.

넷째, 하루에 여러 번 좌욕을 해주시면 더욱 좋습니다.

Q20 대장내시경 후 조직 검사는 언제 나오나요? 대장암으로 진단되면 향후 어떤 조치가 이루어지나요?

A20 대장내시경 후 조직 검사는 대략 3~7일 후에 나옵니다. 대장암으로 진단되는 경우에는 대장암의 진행 정도와 전이 여부를 파악하기 위해 복부 CT(전산화 단층촬영)를 추가로 검사하게 됩니다. 여러 가지 검사를 토대로 내시경적으로 치료할지, 수술 할지를 결정하게 됩니다.

자세히 설명드립니다.

대장내시경을 하면서 대장 병변을 발견하거나 대장용종절제술을 시행하게 된 경우 조직 검사를 하게 됩니다. 조직 검사를 한다고 하면 걱정을 너무 많이 하시는 의료소비자분도 계시는데 그리 걱정하지 않으셔도 됩니다. 대장암일 경우는 그리 흔하지 않습니다. 그리고 조직 검사는 대략 3~7일 후 나오지만 대장내시경을 시행한 의사는 대략적으로 어떤 질병인지 예상할 수 있습니다. 대장내시경을 한 의사가 대장암일 가능성이 낮아 걱정하지 않으셔도 된다고 하면 그리 큰 걱정하지 않으셔도 됩니다.

조직검사 결과 대장암으로 판정된 경우에는 추가 검사를 진행합니다. 대장암은 대장조직의 침범 정도와 주위 림프절의 전이 여부, 다른 장기로의 전이 여부에 따라 병기(1기, 2기, 3기, 4기)가 결정되게 되는데, 복부 전산화단층촬영(CT) 검사로 판단할 수 있습니다. 필요에 따라 MRI 검사와 기타 검사를 추가로 진행하기도 합니다. 이러한 검사 결과를 토대로 대장암 병변을 내시경적으로 치료할지, 수술로 치료할지를 결정하게 됩니다.

3

간암 검진

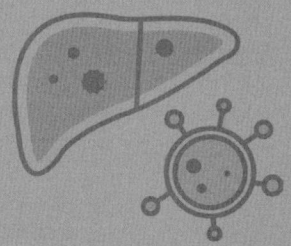

알기 쉬운 건강검진

3
간암 검진

1) 간 초음파(상복부 초음파)

Q1 국가암검진으로 간암 검진 받을 수 있는 사람은 누구인가요?

A1 간암 검진 대상자는 B형간염 보균자이거나 간질환(간경화증, C형간염 환자)이 있는 40세 이상의 간암 고위험군입니다.

자세히 설명드립니다.

복부 초음파는 되게 좋은 검사입니다. 간뿐만 아니라 담낭, 담도, 췌장, 비장, 신장, 방광, 전립선, 자궁 등도 볼 수 있습니다. 보통 CT, MRI 등 비싼 검사가 더 정확하다고 생각하시는 경우가 계신데 간, 담낭만큼은 초음파가 훨씬 좋습니다. 간 초음파 검사가 간암 검진의 기본 검사가 되겠습니다. 국가에서 간암 검진으로 하는 검사는 두 가지인데 하나는 간 초음파이고, 다른 하나는 AFP(α-fetoprotein, 알파태아단백)입니다.

간암 검진은 다른 암 검진과는 다르게 대상이 제한적입니다. 위암 검진은 40세 이상에서 전 국민을 대상으로 2년마다 해 주고, 대장암 검진은 대장내시경이 아닌 대변검사이긴 하지만 50세 이상의 전 국민을 대상으로 합니다. 그러나 간암 검진은 전 국민을 대상으로 하지 않습니다. 위험 인자가 있어서 간암의 발생 위험성이 있는 사람만 해당이 되는 것입니다.

간암 검진의 대상자로는 먼저 B형 간염 보균자입니다. B형 간염 바이러스가 있는 경우입니다. 이는 생애 전환기 건강검진을 하면 확인할 수 있습니다. 생애 전환기 건강검진에서 시행하는 B염 간염에 대한 항원과 항체 검사에서 항원이 있는 경우는 간암 검진 대상자가 되는 것입니다.

둘째, 간경화증이나 C형 간염 등 간질환이 있는 분들이 간암 검진의 대상자입니다. 간암의 고위험군이 아닌 경우에는 간암의 위험이 그렇게 높지 않다고 보고 하기 때문에 비용-대비 효율을 따져서 국가에서는 간암 검진을 시행하고 있지 않습니다.

Q2 간암 검진은 얼마나 자주 하나요?

A2 간암 검진 해당자에서 간암 검진의 간격은 6개월입니다. 즉 1년에 2번 간 초음파와 AFP(알파태아단백) 혈액검사를 받을 수 있습니다.

> **자세히 설명드립니다.**

과거에는 1년에 한 번만 검사를 진행하다가 2014년부터 1년에 두 번 검사로 변경되었습니다. 대신에 상반기에 한번, 하반기에 한 번씩 받으셔야 합니다. 하반기에 몰아서 두 번 할 수도 없고 상반기에 몰아서 두 번 할 수도 없습니다.

간 초음파 검사는 좋은 검사이며 비싼 검사입니다. 과거에는 10~15만 원씩 하던 검사입니다. 몇 년 전부터는 복부초음파가 급여로 인정이 되면서 수검자의 부담이 많이 줄었지만 그래도 다른 사람은 복부초음파를 하기 위해 몇만 원씩 지불하는 비싼 검사입니다. 그리고 비용을 떠나서 간 초음파는 많은 정보를 알 수 있는 좋은 검사입니다.

AFP(α-fetoprotein, 알파태아단백) 검사 역시나 큰 도움이 되는 검사입니다. 간암의 발생과 진행을 예측할 수 있는 종양표지자 검사 중 하나입니다.

그리고 간암 검진 대상자들은 간암 검진을 안 하시면 안 됩니다. 정기적으로 검진을 하지 않다가 암이 진단된 경우에는 국가에서 지원하는 혜택을 못 받을 수도 있습니다. 그리고 무엇보다 본인의 건강을 위해서라도 간암 검진 대상자라면 1년에 두 번 검사를 받으셔야 합니다.

간암 검진 대상자가 아닌 분들은 1년에 한 번 정도 초음파 검사 받는 것을 추천드립니다. 대신에 상복부 불편감, 복통, 피곤하거나 황달 증상이 있으시면 시기에 상관없이 복부초음파 검사를 하시는 것이 좋습니다. 몇 년 전부터는 복부초음파도 의료급여 검사로 인정이 되어 증상이 있다면 비용적인 혜택을 받고 검사를 할 수 있습니다.

Q3 간 초음파(상복부 초음파) 검사로 알 수 있는 간질환은 어떤 것들이 있나요?

A3 상복부 초음파 검사는 간, 담낭, 담도, 췌장, 비장 등의 질환을 진단하는 검사입니다. 간질환으로는 지방간, 간염, 간경화, 간낭종, 간혈관종, 간암, 전이성 암, 간농양, 복수 등을 확인할 수 있습니다.

자세히 설명드립니다.

간에서 발생할 수 있는 질환은 무척 많습니다.

간암 말고도 간에 종괴(혹)처럼 보이는 질환도 많습니다. 간혈관종(혈관이 뭉쳐가지고 덩어리처럼 보임)은 대부분 양성이라서 그냥 놔둬도 되지만, 가끔씩 간암이랑 구분이 잘 안 되는 경우도 있기 때문에 필요하면 CT 같은 추가 검사가 필요할 수 있겠습니다. 그리고 너무 흔하게 간낭종도 진단됩니다. 간낭종도 크게 걱정 안 하셔도 됩니다. 그 이외에 전이가 돼서 간에 혹처럼 보이는 경우도 있습니다.

간 초음파에서 진단되는 질환 중 빈도상으로 가장 흔한 건 지방간입니다. 지방간도 경증, 중등도, 중증으로 나뉘는데 의외로 많은 편입니다. 간혹 지방간은 저에코 소견으로 보여 간종괴와 헷갈리는 경우도 있습니다. 그래서 경험이 중요합니다. 경험이 부족하면 지방간에서 지방이 덜 침착이 되어 보이는 저에코 병변인지 아니면 간암이나 혈관종 같은 종양인지 감별을 못하는 경우도 있기 때문입니다.

그 이외에 간염과 간경화도 진단 가능합니다. 간경화는 간 표면이 울퉁불퉁하고 간 실질이 거칠고, 에코 자체가 지저분하고, 둔각화 되어 있는 등 여러 가지 초음파적인 소견으로 진단이 가능합니다. 중요한 것은 간염이나 간경화는 간암의 고위험군이기 때문에 간암이 숨어 있는지도 확인이 필요하겠습니다.

그리고 아주 드물지만 간농양과 복수 유무도 진단이 가능합니다.

Q4 간 초음파(상복부 초음파) 검사로 알 수 있는 다른 질환은 어떤 것들이 있나요?

A4 상복부 초음파 검사는 간질환 이외에도 담낭, 담도, 췌장, 비장 등의 질환을 진단할 수 있습니다. 담낭결석, 담낭용종, 담낭염, 담도염, 담낭암, 담도암, 급성췌장염, 만성췌장염, 췌장 양성종양, 췌장암, 비장비대, 비장농양 등이 있는지 확인할 수 있습니다.

자세히 설명드립니다.
담낭용종은 혹처럼 보이는 건데 흔하게 발견되며 크기가 작을 때는 걱정하지 않으셔도 됩니다. 보통 증상이 없는 1cm 미만의 용종은 그냥 둬도 된다고 알려져 있습니다.

초음파로 발견되는 두 번째로 흔한 담낭 질환은 담석입니다. 담석이 있는 경우도 종종 있는데 담석이 있다고 반드시 수술해야 되는 것도 아닙니다. 담석이 다발성으로 있거나, 증상이 동반됐거나, 담낭 혹이랑 감별이 안 되는 경우이거나, 염증이 동반된 경우에는 수술에 대한 의료진과의 상담이 필요합니다.

그 이외에 제일 걱정하는 것은 담낭암입니다. 왜냐하면 담낭암은 예후가 그렇게 좋지는 않기 때문입니다.

췌장을 초음파로 볼 때는 경험이 중요합니다. 복강은 위, 소장, 대장 등의 장기가 있는 공간입니다. 췌장은 후복강(복강보다 더 뒤쪽의 공간)에 있기 때문에 초음파상으로는 잘 안 보이는 경우가 있습니다. 특히 복부비만이 있는 분들은 더욱 그러합니다.

췌장에 염증이 있는지, 혹이 있는지를 초음파 검사로 알 수 있습니다. 급성 췌장염, 만성 췌장염, 양성 종양, 췌장암 등을 진단할 수 있지만 가끔은 CT 검사가 필요할 때도 있습니다.

그리고 마지막으로 간 초음파에서 비장도 관찰이 가능합니다. 비장 질환은 워낙 드물기는 합니다만 비장비대, 비장 농양도 진단이 가능합니다.

CT나 MRI보다 간과 담낭은 초음파가 더 정확합니다. 그래서 간암 검진으로 초음파가 시행되고 있는 것입니다.

Q5 간 초음파(상복부 초음파) 검사 전 주의사항은 무엇인가요?

A5 검사 전날 저녁식사는 유동식(흰죽, 미음)으로 가볍게 하시고, 저녁 식사 후에는 아무것(물, 음료수 일체)도 드시지 않아야 합니다. 그리고 검사 당일 위내시경, 대장내시경, 소변검사 등 다른 검사와 같이 있는 경우 반드시 상복부 초음파 검사를 먼저 하셔야 합니다.

자세히 설명드립니다.

복부초음파는 금식만 하고 오시면 됩니다. 전날 저녁 가볍게 드시고 밤부터는 금식하시면 됩니다. 밤부터 물을 드시면 안 되는 이유는 검사를 정확하게 하기 위함입니다.

음식을 드시면 담즙이 배출되며 담낭이 작아지게 되어 검사가 정확히 진행될 수 없습니다. 담낭 안에 담즙이 차 있어야 담낭 안에 용종이 있는지 담석이 있는지 염증이 있는지 암이 있는지를 알 수 있습니다. 그리고 음식이나 물 드시면 췌장이 잘 안 보입니다.

그리고 위내시경이나 대장내시경 같이 하시는 분들은 내시경을 먼저 하시면 안 됩니다. 위나 대장 안에 공기가 남아 있으면 초음파 검사가 정확하지 않기 때문입니다.

초음파 검사에 있어서 주의사항 중에 가장 중요한 건 검사를 의사한테 받는 것입니다. 이 당연한 것을 왜 제가 중요한 주의사항이라고 말씀을 드리냐면 실제로 초음파 검사를 의사가 안 하는 경우가 제법 있기 때문입니다. 의사가 보는 것과 의사가 아닌 사람이 보는 것은 현격하게 차이가 있기 때문에 초음파 검사는 반드시 의사에게 받으셔야겠습니다. 그리고 가능하다면 초음파 인증의 자격이 있는 의사에게 검사를 받는 것이 좋습니다.

Q6 복부초음파는 급여가 되는건가요?

A6 간암 검진 해당자가 아니신 분들도 복부 초음파를 위해서 내원하시는 분들이 종종 계십니다. 당연히 관련된 증상이 있으면 의료급여 혜택을 받고 검사를 하실 수 있습니다.

자세히 설명드립니다.

그냥 건강검진을 위해서 복부초음파를 할때는 의료급여 혜택을 받을 수 없습니다. 이때는 비급여로 하셔야 하는데 비급여를 하시면 본인 부담금이 많습니다. 건강검진센터는 대부분 비급여로 검사를 하기 때문에 사전에 확인이 필요합니다. 그래서 건강검진으로 검사를 했다가 실비도 받지 못하는 경우도 자주 있습니다.

하지만 관련 증상이 있으신 분들은 의사의 소견에 의해서 검사가 필요하다고 판단되어 검사를 하시면 당연히 의료 급여로 검사를 하실 수 있습니다. 복부 통증, 상복부 불편감, 피로, 체중 감소, 소화불량 등 간, 담낭, 췌장과 관련된 증상이 있다면 의료급여로 복부초음파를 받으시면 되겠습니다.

Q7 간암의 원인은 무엇이며, 예방법은 무엇인가요?

A7 간암의 주요 원인은 B형 간염, C형 간염, 간경화 등입니다. 하지만 B형 간염 보균자나 간경화가 아닌 분들도 간암은 조심하셔야 합니다. 절주가 필요하며 B형 간염 항체가 없다면 예방접종도 추천드립니다.

자세히 설명드립니다.

첫 번째, 간에 가장 안 좋은 것은 술입니다. B형 간염 보균자나 간경화가 아닌 분들이 간암 예방을 위해 가장 조심해야 될 것은 바로 술입니다. 국립암센터에서 암 예방 권장으로 말씀드리는 음주의 적당량은 한 번 드실 때 2~3잔이고, 일주일에 2, 3번입니다. 간암 예방에 있어서 절주는 굉장히 중요하기 때문에 강조 드립니다.

두 번째, B형 간염 보균자이거나 간경화이거나 간 질환 때문에 고생하시는 분은 정기적인 복부초음파 검사 및 혈액검사(간기능검사와 AFP(α-fetoprotein, 알파태아단백) 검사)를 하셔야 합니다.

세 번째, 어릴 적에 간염 예방 접종을 다 했지만 만약 지금 현재 B형 간염 항체가 없다면 간암 예방 접종을 다시 하는 것이 좋습니다.

간암은 예방할 수 있습니다. 잘 관리만 하신다면 충분히 예방할 수 있는 질환이 간암이라고 할 수 있겠습니다.

Q8 복부초음파 검사를 현명하게 받는 요령은 무엇인가요?

> **A8** 복부초음파는 증상이 있다면 건강검진으로 받지 말고 의료급여 혜택을 받고 검사하는 것이 좋습니다. 그리고 복부초음파는 의사가 직접 검사하는 곳에서 검사받고, 충분한 시간을 들여 꼼꼼하게 검사하는 병의원에서 받는 것이 좋습니다.

자세히 설명드립니다.

첫 번째, 개인 의원에서 의료급여 혜택을 받고 검사 하시는 것을 추천드립니다. 과거 초음파 검사가 비급여일 때는 검진센터가 비용적인 면에서 유리했지만 지금은 의료급여로 검사를 받을 수 있기 때문에 개인 의원에서 받는 것이 더 좋습니다. 물론 개인 의원에서는 의사가 직접 초음파 검사를 한다는 것도 큰 장점입니다.

두 번째, 의사가 직접 복부초음파 검사를 하는 곳에서 해야 합니다. 이 말은 의사가 직접 복부초음파 검사를 하지 않는 곳도 있다는 의미입니다.

세 번째, 충분한 시간을 들여 자세히 검사하는 곳에서 해야 합니다.

그래서 초음파를 몇 분 동안 했는지 체크하고, 꼼꼼히 검사했는지 사진을 통해 확인하는 것도 필요합니다.

이제는 의료 소비자인 여러분들도 여러가지를 비교하고 판단하셔야 되고, 또 요구하셔야 됩니다. 총 몇 분 동안 봤는지 물어보고, 꼼꼼하게 봤는지 확인하고, 검사에 관련된 내용을 설명해달라고 요구하셔야 합니다.

Q9 복부초음파 검사 잘하는 의사를 찾는 요령은 무엇인가요?

> **A9** 복부초음파를 의사가 하지 않는 곳도 있으니 체크할 필요가 있습니다. 그리고 복부초음파 검사를 하는 의사가 초음파 인증의 자격이 있는지 확인하는 것도 필요합니다. 초음파 장비와 검사시간을 확인하는 것도 도움이 됩니다.

자세히 설명드립니다.

첫 번째, 초음파를 많이 하는 의사를 찾으셔야 합니다. 어떠한 일이든 전문가가 되려면 많은 경험이 필요합니다.

두 번째, 자격증이 있는 의사에게 검사를 받으셔야 합니다. 의사가 아닌 사람이 검사하는 경우도 있으니까 의사인지 명찰을 통해 확인해야 합니다. 하얀색 가운 입었다고 다 의사는 아니기 때문입니다. 그리고 가능하면 그 의사가 '초음파 인증의' 인지를 확인하시면 더 좋습니다. '초음파 인증의'는 해당 학회에서 인증해 주는 초음파 전문의사입니다.

세 번째, 초음파 장비도 확인하시면 좋습니다. 낡은 초음파 장비를 가지고 검사하시는 분도 계십니다. 병원 장비도 보셔야 되고 병원 시설도 보셔야 합니다.

네 번째, 초음파 검사를 꼼꼼히, 오랜 시간 동안 검사하는 것이 중요합니다. 물론 실력 있는 의사가 3분 보는 거랑 실력 없는 의사가 15분 보는 거랑 비교해 보면 당연히 실력 있는 사람이 3분 만에 훨씬 낫습니다. 하지만 저는 실력 있는 의사가 15분 보는 것이 가장 좋다고 생각합니다. 왜냐하면 초음파는 숨어있는 병변을 놓칠 수 있기 때문입니다.

다섯 번째, 촬영된 사진을 보고 판단할 수도 있습니다. 잘 찍히는 사진, 정확하게 촬영된 사진은 제대로 검사했다는 반증이기 때문입니다. 학회에서 권장하는 부위의 사진이 빠짐없이 촬영되었는지도 중요하며, 사진이 흔들리지 않고 제대로 찍혔는지도 판단 근거가 됩니다.

Interview 인터뷰

이성근 장편한외과의원 원장

Q1 원장님은 위 내시경을 얼마나 자주 받나요?

저는 1년마다 받으려고 합니다. 40세 이상이기 때문에 국가에서 2년마다 위암 검진으로 위 내시경을 해 주니까 국가암검진을 이용하여 2년마다 하고, 그 사이에는 추가로 받습니다.

국가에서는 40세 이상에서 2년마다 위내시경을 하라고 정했지만 그것은 비용-대비 효율을 따져서 '증상이 없는 일반 국민'을 대상으로 정한 것입니다. 하지만 저는 항상 조기 위암의 걱정이 있고, 염증 같아 보이는 조기 위암이 있다는 것도 알기 때문에 위내시경을 1년마다 하는 편입니다.

그리고 저는 위 내시경을 꼼꼼하게 보고, 자세히 보는 의사에게 검사를 받는 편입니다. 위내시경을 너무 급하게 검사를 하면 놓칠 수 있는 부분이 있기 때문입니다. 위내시경은 정기적으로 받는 것도 중요하지만 꼼꼼하게 보는 의사에게 받는 것도 상당히 중요합니다.

Q2 위 내시경을 편안하게 받는 요령은 무엇인가요?

가장 좋은 방법은 진정 내시경으로 받는 것입니다.

일반내시경은 사실 좀 힘듭니다. 저도 처음에는 일반내시경으로 검사를 받았는데 너무 긴장을 많이 해서 요령을 다 아는데도 불구하고 잘 안 되더라고요. 아무리 참으려고 해도 구역질이 잘 안 참아지고, 목에 힘이 들어가니까 더 힘들어지고, 자꾸 침을 삼키게 되니까 트림하게 되어 더욱 힘들어집니다. 그래서 저는 이제는 무조건 진정내시경으로 합니다. 진정내시경이 되게 편하고 좋습니다.

그래서 저는 위내시경을 편하게 하기 위해서 진정내시경으로 검사하기를 추천 드립니다. 물론 안전한 시스템을 갖춘 병의원에서 검사를 하셔야합니다.

Q3 건강검진 시 대장내시경을 꼭 받아야 하나요?

네. 꼭 받으셔야 됩니다. 이는 아무리 강조해도 부족함이 없습니다.

우리나라 대장암 검진으로는 분변잠혈검사(대변검사)를 하고 있습니다. 하지만 많은 의사들은 수년 전부터 이것이 잘못됐다고 계속 건의를 하는데도 정부 정책이 아직까지는 여러 가지 이유 때문에 바뀌지 않고 있었습니다. 다행히 몇 년 전부터 국립암센터 주도로 해서 대장암 검진으로 대장내시경을 도입하는 것에 대한 시범사업을 하고 있습니다. 2022년까지 마무리가 되면 아마 대장내시경도 대장암검진으로 들어오지 않을까 예상을 하고 있습니다.

저는 대장내시경을 당연히 정기적으로 합니다. 저는 35세부터 대장내시경을 시작을 했고, 지인들에게도 역시 그렇게 추천을 드립니다. 대변검사(분변잠혈검사)가 워낙 정확도가 낮기 때문에 반드시 대장내시경을 추가로 하셔야 합니다.

Q4 대장내시경을 편안하게 받는 요령은 무엇인가요?

첫 번째로, 대장내시경을 편안하게 받기 위해서는 진정내시경으로 하는 게 좋습니다. 두 번째로 대장내시경을 잘하는 의사한테 받으시면 됩니다.

일반 국민들이 대장내시경에 대해 오해를 하고 있는 것 중에 하나가 '힘들다.'입니다. 물론 대장내시경에 대한 경험이 많지 않은 의사가 대장내시경을 하면 힘듭니다. 대장내시경은 경험과 실력이 중요하기 때문입니다. 따라서 대장내시경을 잘하는 의사를 찾아가시는 게 좋습니다. 대장내시경 잘하는 병원으로 알려져 있는 곳도 알고 보면 의사가 워낙 많기 때문에 모든 의사가 다 대장내시경을 잘하는 것은 아닙니다. 똑똑한 의료소비자인 여러분께서는 의사를 콕 짚어서 대장내시경을 잘하는, 실력 있는, 경험 많은 의사에게 받으셔야겠습니다.

Q5 건강검진에서 간암 검진은 따로 신청해야 하나요?

국가암검진으로 시행되는 간암 검진은 모든 국민을 대상으로 하는 것이 아닙니다. 대장암 검진과 위암 검진은 전 국민 대상으로 하고 있는데, 간암 검진은 간 질환이 있는 분들만 선별적으로 간암검진을 진행을 하고 있습니다.

보통 40세가 되면 생애전환기 건강검진을 시행하는데, 그 검사에 B형 간염 항원-항체검사가 포함되어 있습니다. 그 검사 결과 B형 간염 항원이 양성으로 나오는(소위 B형 간염 보균자인 경우) 경우에만 간암 검진 대상자가 됩니다. 간암검진 대상자는 40세 이상에서 1년에 2번씩 AFP(알파피토프로테인) 검사와 간 초음파 검사를 받습니다.

하지만 간암검진 대상자가 아니더라도 증상이 있고 검사의 적증증이 되면 복부초음파 검사를 비급여가 아닌 의료급여 혜택을 받고 검사할 수 있습니다.

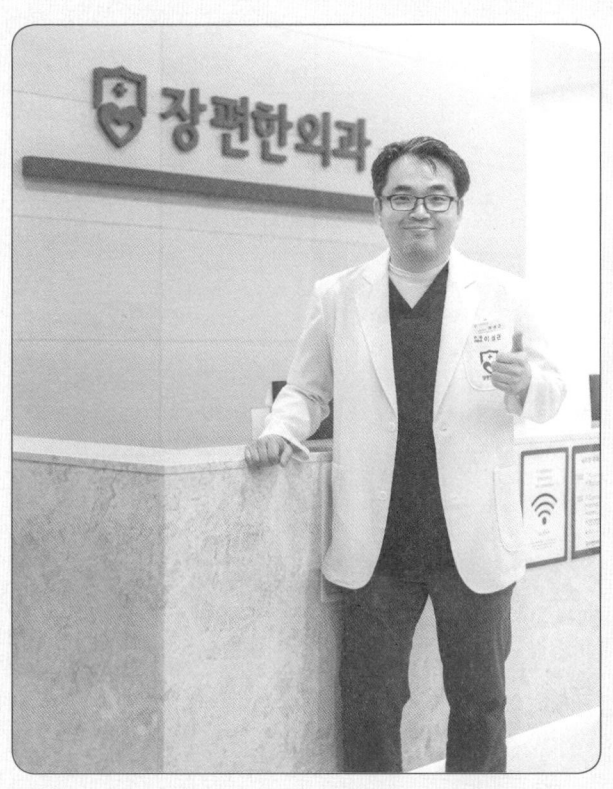

4

유방암 검진

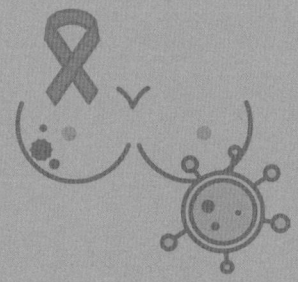

알기 쉬운 건강검진

4
유방암 검진

1) 유방촬영술

Q1 유방암 검진 대상자는 몇 살부터인가요?

　26세 젊은 여성분이 유방에 멍울이 있다고 찾아왔습니다. 20대에 유방에 생기는 혹은 대부분 몸에 해를 주지 않는 혹이 많습니다. 환자분께 나이를 봐서는 괜찮을 가능성이 높다고 말씀드리고, 초음파 검사를 하였습니다. 유방결절은 초음파 검사가 더 잘 보입니다. 초음파로 혹의 모양을 보는데, 모양이 몽글몽글하니 깔끔한 타원형이 아닙니다. 혹시나 하는 마음에 혹의 이름을 확인해 보고자 조직 검사를 진행하였습니다. 유방 조직 검사는 굵은 바늘로 혹 일부분을 채취하는 것입니다. 바늘 들어갈 피부와 혹 주변을 초음파를 보면서 국소마취하고 조직을 떼어내는 기구를 사용합니다. 떼어낸 조직은 병리과 전문의가 현미경으로 확인합니다. 4일 뒤 조직검사 결과가 놀랍게도 '유방암'이었습니다. 20대에 유방암이었습니다.

29세 젊은 여성분이 좌측 유방에 통증이 있다고 오셨습니다. 20대에 유방 통증은 호르몬 불균형으로 오는 경우가 많아서 큰 문제가 없을 가능성을 말씀드리고, 유방초음파 검사를 하였습니다. 좌측 통증이 있는 유방은 정상이었습니다. 반대편 우측 유방 검사에서 크기가 1cm 정도 되는 모양이 너무 안 좋은 결절이 보였습니다. 조직 검사 진행하였고, 검사결과는 또 20대 '유방암'이었습니다.

34세 여성분이 좌측 유방 피부에 생긴 표피낭으로 제거술을 받으셨습니다. 표피낭 제거 후 실밥을 제거하는 날 유방 검사를 진행하였습니다. 우측 유방에 결절이 보였고, 모양이 안 좋아서, 조직 검사를 진행하였습니다. 결과는 '유방암'이었습니다.

검진을 한다고 암 발생이 예방되는 것은 아닙니다. 검진의 목적은 암의 조기 발견입니다. 암을 조기에 발견하면 완치가 수월합니다. 국가 암 검진으로 유방암 검사는 만 40세부터 시작입니다. 이는 국내 유방암 발병 연령대가 40대가 가장 높고, 이때부터 검진 사업을 하는 것이 유방암으로 인한 사망률을 확 낮추기 때문입니다.

하지만 요즈음 서구화된 식습관의 변화로 유방암 발병 연령대가 낮아지고 있습니다. 과거에 20대 유방암은 정말 드물었습니다. 그런데 제가 운영하는 작은 의원에서 한 해에 20대 유방암을 2명 진단하였습니다. 20대 유방암은 너무나 드문 확률이어서 증상이 없는 20대 분들께 유방암 검진을 권유하지 않습니다. 유방암 발병 연령대는 40대가 가장 높고, 그 다음 50대, 30대 순서입니다. 국가는 만 40세부터 유방암 검진을 시작하는데, 개인적으로 30대부터 유방암 검사 받아보실 것을 권유합니다. 점차 유방암 발병 연령대가 낮아지는 추세입니다.

Q2 유방 검진 방법은?

유방암 검진 방법으로 스스로 할 수 있는 자가 검진이 있습니다.
유방외과를 찾아오시는 이유 중에 자가 검진을 해 보았는데, 유방에 멍울이 만져지는 것 같다고 해서 오시는 경우가 많습니다. 진료 받으러 오시면 저는 자가 검진 하셨을 때 손 모양을 어떻게 하였는지 여쭈어 봅니다. 그러면 엄지손가락과 나머지 손가락으로 유방을 움켜잡듯이 잡아 보았다고 하는 경우가 종종 있습니다. 이는 잘못된 자가 검진입니다. 유방을 움켜잡으면 정상 유선층이 멍울로 오인되는 경우가 꽤 있습니다. 유방 자가 검진 방법은 손가락을 편 다음, 2, 3, 4번째 손가락 끝으로 둥글게 돌려주면서 유방을 펼친다는 느낌으로 유방 안을 느껴봅니다.
본인이 하는 유방 검진이 과연 효과가 있을지 의구심이 있을 수 있습니다. 자가 검진은 1950년도에 미국에서 시작, 70년이 지난 지금도 전 세계에서 권유하고 있는 좋은 검진 방법입니다. '자가 검진으로 유방암을 발견한 경우가, 그냥 증상이 있어서 발견된 경우보다 유방암 병기가 낮아서 예후가 좋다'라는 연구가 많이 있습니다. 자가 검진은 유방암 검진의 좋은 방법입니다.
그리고 병원에서 하는 유방검사는 X-ray를 이용하는 유방촬영술과, 초음파를 이용하는 유방초음파가 있습니다. 특수한 경우에는 유방

MRI 검사 방법을 사용하기도 합니다.

유방촬영술은 X-ray 검사로 유방을 판으로 압박해서 사진을 찍는 검사고, 유방초음파는 누워서 팔을 위로 올린 상태로 검사자가 유방을 훑는 검사입니다. 본인이 과거에 유방 검사를 받았는데, 서 있는 자세로 검사를 받으셨다면 유방촬영술이고, 침대에 누운 자세로 검사를 받으셨다면 유방초음파입니다. 간혹 대학병원에서 엎드려서 유방검사를 받았다면 유방 MRI 검사를 받은 것입니다.

Q3 유방촬영술은 아픈 검사인가요?

유방 검사를 받으러 오신 분들 중에서 아픈 검사는 안 하고 싶다는 말씀을 많이 하십니다.

유방암 검사 중 아프다고 하는 검사는 유방촬영술입니다. 유방촬영술은 단단한 판으로 유방을 꽉 눌러서 최대한 얇게 만든 후 그 위에 X-선을 조사해서 그림자를 보는 검사입니다. 유방을 판으로 누를 때 통증이 발생합니다. 그런데 사람마다 통증의 정도 차이는 있습니다. 어떤 분은 비명까지 지르는 분도 있고, 어떤 분은 생각보다 안 아팠다고 하는 분도 있습니다. 제 아내는 유방촬영술이 안 아프다고 합니다. 유방에 미세석회화가 있어 몇 년 동안 추적 관찰하고 있는데 예전이나 지금이나 유방촬영술이 아프지 않다고 합니다. 유방촬영술 시 통증은 개인 차이인 것 같습니다. 베테랑 방사선사에게 안 아프게 찍는 방법에 대해서 물어보면 그분도 그냥 개인 차이인 것 같다고 합니다.

Q4 유방촬영술만으로는 정확한 검사가 힘들다고 하던데 사실인가요?

검진하시고 검진 결과를 받아 보면, '추가 검사를 요함'이라고 쓰여 있을 때가 있습니다. 추가 검사의 이유는 여러 가지가 있을 수 있는데, 그중 하나가 치밀유방이고, 내용을 보면 '치밀유방은 병변이 잘 안 보일 수 있으니, 유방초음파 검사를 추가적으로 받아볼 것을 권유한다.'라고 되어 있습니다. 치밀유방은 나쁜 것이 아닙니다. 유방촬영술 검사만으로는 판단이 어려우니 초음파로 결절(혹)을 한 번 더 확인해 보라는 것입니다.

유방의 내부를 보면 유선이 안쪽에 있고 그 유선을 지방층이 둘러싸고 있습니다. 계란 노른자(유선)를 흰자(지방)가 둘러싸고 있는 모습이라 보시면 됩니다. 유선 조직의 결합 상태가 오밀조밀 단단하게 되어 있는 유방을 치밀유방이라 합니다. 치밀유방이신 분들은 유방촬영 사진에서 유선층이 하얗게 보입니다. 만약 유방에 결절이 있는 경우는, 결절도 흰색으로 보입니다. 유선층이 흰색이고, 그 안에 결절도 흰색이어서 서로 겹쳐 뭐가 결절인지 정확히 구분하기가 어렵습니다. 다행히 초음파 검사에서는 결절이 까맣게 보여서, 결절 찾기가 수월합니다.

치밀유방이 아닌 분들은 유방촬영술에서 결절 찾기가 수월합니다. 치밀도가 낮은 유방은 유방촬영술상 유선층이 까맣게 보이고 결절은 흰색으로 보여서, 까만 배경에 흰색이 대조적이라, 초음파 없이도 결절 찾기가 수월합니다.

치밀도가 낮은 유방을 가진 분들은 유방촬영술 하나로도 유방검진이 충분합니다. 하지만 치밀도가 높은 유방을 가진 분들은 유방촬영술에서 석회화를 확인하고, 유방초음파로 결절(혹)을 확인하는 것이 유방 검진의 완성입니다. 치밀유방은 타고난 유선층 상태입니다. 우리나라 여성분들의 70%는 치밀유방 체형입니다.

Q5 유방암 검진은 해롭다는 말이 있던데 사실인가요?

유방촬영술은 방사능을 사용하는 검사로 임산부에게서는 금기이며, 임산부가 아니더라도 자주 받아보는 것은 방사능 노출량이 증가하여 좋지 않습니다. 1~2년에 한 번씩 유방 상태에 따라 검사 주기를 정하는 것이 좋습니다. 유방촬영술에서 노출되는 방사능 양은 매우 적습니다. 매우 적기는 하지만, 불필요하게 방사능 노출 누적량을 증가시키는 것은 피해야 합니다. 유방초음파 검사는 인체에 해가 없습니다. 만약 20대에 유방에 증상이 있어 검사를 받게 될 때는, 나이를 고려하였을 때 암 관련 미세석회화 발생 가능성이 낮고, 정기 검진 시 방사능 누적양이 증가되기 때문에 우선은 유방초음파 검사만으로 검사를 끝내는 경우도 있습니다. 방사능을 사용하는 검사는 의사와 상의하셔서 꼭 필요할 때에 받는 것이 좋습니다.

Q6 유방촬영술을 꼭 해야 하나요?

유방촬영 검사는 통증이 싫어서 안 하고 싶어 하는 분들이 많습니다. 그리고 유방촬영하고 나면 치밀유방으로 초음파를 권유한다고 하는데, 그냥 초음파만 보면 안 되냐고 물으시는 분들도 많습니다.

진료 보시러 오신 분 중에 아픈 검사하지 말고, 초음파 검사만 받겠다고 하신 분이 있었습니다. 이 분께 혹시 예전에 유방촬영술 결과를 알고 있으신 지 여쭈어보았고, 치밀유방이고, 석회화도 있었다고 합니다. 석회화는 모양이 중요하고, 모양에 따라서 괜찮은 양성석회화와 암과 관련 있는 미세석회화가 있다는 것을 말씀드렸습니다. 유방촬영한지 1년이 지났고 예전에 석회화가 있다고 해서 다시 유방촬영술을 권유했고, 찍기 싫어하시는 유방촬영술을 다시 받으셨습니다. 유방촬영 사진을 보니 미세석회화가 있었습니다. 초음파로 미세석회화 부위를 찾았으나, 초음파로는 석회화가 보이지 않았습니다. 이럴 경우 번거롭지만 날짜를 잡아서 미세석회화 부위에 바늘을 넣고 조직 검사를 합니다. 조직 검사 결과가 유방암으로 나왔고, 대학병원에서 추가적인 수술을 받으셨는데, 불행 중 다행으로 유방암 0기로 최종 진단되었습니다.

검진센터에서 검진 후에 미세석회화가 있어 오시는 경우가 있습니다. 미세석회화는 유방촬영술에서 잘 보입니다. 초음파 검사에서는 석회화가 보일 수도 있고, 안 보일 수도 있습니다. 흔히들 초음파 검사가 더 정확하다고 생각하시는 경우가 많습니다. 유방결절(혹)은 유방초음파에서 잘 보입니다. 하지만 석회화는 초음파 보다 유방촬영술에서 잘 보입니다. 유방암은 혹이나 석회화를 형성하면서 나타납니다. 석회화가 있을 경우 모양에 따라서 해가 없는 양성석회화와 암과 관련이 있을 수 있는 미세석회화로 구분하는데, 석회화를 확인하려면 유방촬영술이 가장 좋은 검사입니다.

Q7 유방성형술 받았어요, 유방촬영술 해야 할까요?

유방확대성형술을 받으셨는데, 유방에 멍울감, 통증으로 걱정되어서 오시는 경우가 있습니다. 유방에 문제가 있을까 걱정이 되는데 이전 확대수술로 유방검사 받는데 제약이 있는지 궁금해하십니다. 유방성형술을 받으신 분들도 유방검사는 받으시는데 전혀 문제가 없습니다. 유방촬영술, 유방초음파 다 가능합니다. 유방에 보형물을 넣는 경우는 보형물을 유선층에 넣는 것이 아니고, 근육층 밑이나 유선층 아래쪽에 넣기 때문에 유선층 상태는 온전합니다.

유방촬영술은 유방을 눌러 찍는 검사인데, 보형물보다 앞쪽에 위치한 유선층을 누르는 것으로 보형물에 큰 압력을 주는 것이 아닙니다. 저는 보형물이 있는 분이 유방 검사를 받으러 오시면, 유방초음파 검사를 먼저 하고, 보형물 파열 여부 확인 후 그 다음에 유방촬영술을 진행합니다.

유방에 자가 지방을 넣은 경우나, 필러를 넣은 경우에도 유방검사의 제약은 없습니다. 그런데 간혹 연세가 많으신 분 중에서 예전에 병원 아닌 곳에서 유방에 뭔가를 주입해서 유방확대를 받으신 분들이 있습니다. 그 당시 유방에 넣은 뭔가는 파라핀이나 실리콘으로 인체 사용을 허가받은 적이 없는 물질들입니다. 파라핀이나 실리콘이 들어가 있으면, 유방촬영술에서 이물질 때문에 유선층이 보이지 않고, 초음파는 투과가 되지 않아 유방 안의 상태를 확인할 수가 없습니다. 이런 경우에는 유방을 검사할 수 있는 유일한 방법이 유방 MRI 입니다. 유방촬영과 초음파로 검사가 불가능한 경우에는 유방 MRI 기계가 있는 대학병원에 의뢰를 해서 유방검사를 받게 됩니다.

Q8 유방촬영술 검사의 합병증은 없나요?

유방촬영술 검사를 받을 때 아프기도 하고, 방사선을 사용한다고 하니, 검사받는 것이 괜찮은지 궁금해할 수 있습니다. 유방은 압박해도 큰 문제가 없는 장기이며, 유방촬영술 시 사용하는 방사선 양은 매우 적은 양으로 걱정하지 않아도 됩니다. 방사선은 일상생활에서 접하는 석고보드, 콘크리트, 시멘트, 모래 같은 광물질에서도 나옵니다. 유방촬영술 시 노출되는 방사선 양은 일상생활에서의 노출만큼 매우 적기에 검사 관련 부작용 및 후유증은 없습니다. 다만 유방촬영술 시 유방을 압박할 때 통증은 있을 수 있습니다.

Q9 유방촬영술에서 유방 미세석회화 진단을 받았다면 어떻게 해야 하나요?

유방촬영술 결과지를 받아보시면, 미세석회화가 있으니 추가 검사를 받아보라고 쓰여 있는 경우가 있습니다. 미세석회화는 작은 칼슘이 침착되어 있는 것입니다. 작은 칼슘이 침착된 이유가 세포의 퇴행성 변화일 수 있는데, 이는 일종의 노화 과정으로 아무런 문제가 없습니다. 하지만 유방암 때문에 작은 칼슘이 침착되는 경우도 있습니다. 유방암이 혹을 형성하지 않고 미세석회화만 만들 경우 초음파 검사에서는 보이지 않고 유방촬영술에만 보이게 됩니다. 유방촬영술에서 미세석회화가 보일 경우, 미세석회화의 모양을 보기 위해 유방확대촬영을 시행합니다. 유방확대촬영은 미세석회화 부위만 확대해서 석회화의 모양과 패턴을 더 선명하게 볼 수 있습니다. 확대한 모양으로 암일 가능성이 있을지 판단하는데, 괜찮은 모양이면 6개월 뒤 추적 관찰을 하고, 애매한 경우에는 조직 검사를 진행하게 됩니다. 추적 관찰은 미세석회화를 보는 것으로 초음파가 아닌 유방촬영술로 합니다.

2)유방초음파

Q1 유방초음파 검사는 유방촬영술과 차이가 뭔가요?

유방초음파는 초음파가 나오는 장비를 유방에 대고 유방을 훑어가면서 하는 검사입니다. 치밀유방과 상관없이 결절(혹)이 잘 보이는 검사 방법이고, 인체에 해가 없어, 단기간 여러 번 검사가 가능합니다. 검사자가 실시간으로 화면을 주시하면서 문제를 찾는 방법인데, 요즈음에는 자동 유방초음파 장비가 개발되어서 기계가 검사하기도 합니다. 석회화가 잘 안 보인다는 단점이 있습니다.

유방촬영술은 방사능을 이용합니다. 방사능이다 보니 노출량이 적

다하더라도 너무 자주 찍어보는 것은 좋지 않습니다. 유방을 판으로 눌러서 압박을 주다 보니 검사받을 때 통증이 있을 수 있습니다. 치밀유방이신 분들은 결절이 잘 안 보일 수 있다는 단점이 있으나, 석회화는 초음파보다 잘 보이는 검사 방법입니다.

둘 중 어느 것이 더 좋다기보다는 상호 보완적인 검사입니다.

Q2 유방초음파 검사는 몇 살부터 해야 하나요?

유방에 만져지는 멍울감이 있다면 나이에 상관없이 검사를 받아보셔야 하겠지만, 유방암 검진 목적이라면 암 발병률이 올라가는 만 30세부터 정기적인 유방 검사를 권유합니다. 30세 이상부터는 매달 생리 끝나고 2~7일째, 유방이 가장 부드러울 때 자가 검진을 해 보는 것도 추천합니다. 국가 암 검진은 40세부터 시작이지만, 10년 전에 비해서 30대 유방암 발병 확률이 증가하고 있습니다.

유방암 발병 위험도가 높은 사람들을 유방암 고위험군이라고 합니다. 유방암 가족력이 있는 경우에 위험도가 1.8배, 초경이 빠르거나 폐경이 늦은 경우는 1.5배, 출산 경험이 없는 여성은 1.4배, 모유 수유를 하지 않은 여성은 수유한 여성보다 1.8배 유방암 발병률이 높은 것으로 되어 있습니다. 한 주에 3회 이상 술을 먹거나, 기름진 음식을 자주 많이 먹을 때도 발병 확률은 올라갑니다. 본인이 유방암 발병 고위험군에 속한다면 30세부터는 정기적인 유방암 검사를 꼭 받아 보실 것을 권유합니다.

Q3 유방암 초음파 검사는 어떻게 하나요?

　유방초음파 검사는 침대에 누워서 받게 됩니다. 침대에 누운 상태에서 팔을 위쪽으로 올려서 액와부까지 검사를 받습니다. 팔을 위쪽으로 올리게 되면 유방이 펴지게 되고, 검사의 정확도가 올라갑니다. 검사자는 검사받는 분의 유방 위에 젤리를 바르고 네모난 도구(일명 탐촉자)로 유방 위를 문질러 가면서 유방을 전반적으로 훑어서 검사합니다. 네모난 도구는 초음파를 인체에서 보내고 반사되어 오는 음파를 분석하는 장치입니다. 초음파는 공기를 통과하지 못하기 때문에 젤리로 층을 만들어서 피부와 도구 사이를 연결하는 것입니다. 몸에 바르는 젤리는 인체에 전혀 영향이 없습니다.

Q4 국가암검진 유방암 검진을 받았는데 유방초음파 혹은 확대촬영 추가 검사 하라고 하면 문제 있는 건가요?

　국가암검진으로 유방암을 받으셨다면 유방촬영술 검사이고, 며칠 뒤 검사 결과지를 우편으로 받아 보게 됩니다. 검진 결과 정상으로 정기검진받아보라고 되어 있을 수도 있고, 추가적인 검사를 받아보라고 적혀 있을 수도 있습니다. 추가 검사라고 적혀 있는 경우에 그냥 지나치기 보다는 병원에 방문하여 상담을 받아보시는 것이 좋습니다. 그런데 왜 추가 검사를 권유하였는지 알고 나면, 긴장되는 마음이 덜 할 수 있습니다.

- 치밀유방으로 초음파를 권유할 때 – 유방촬영술에서 혹이 잘 안 보이는 상태로, 이상 소견이 아니고, 잘 안 보여서 다른 검사 수단인 초음파로 한 번 더 확인해 보라는 의미입니다.
- 비대칭 소견으로 초음파를 권유할 때 – 비대칭의 의미는 유방의 우측과 좌측이 대칭이 아니라는 것입니다. 비대칭으로 보이는 이유는 정상 유선층이 겹쳐서 양측이 짝짝이로 나오는 경우가 대부분입니다. 하지만 드물게 유방 혹이 치밀 조직에 묻혀서 비대칭으로 보이는 경우가 있을 수 있어 초음파를 권유하는 것입니다.
- 결절 소견으로 초음파를 권유할 때 – 실제로 결절이 있을 가능성이 있고, 이때는 초음파로 모양을 다시 확인해 보고, 필요하다면 조직검사를 해서, 혹의 이름을 확인하는 경우도 있습니다.
- 미세석회화 소견으로 확대촬영을 권유할 때 – 미세석회화가 있으면, 초음파보다 유방촬영의 다른 방법인 유방확대촬영 검사를 합니다. 미세석회화 부위를 확대하면 미세석회화의 모양과 패턴을 더 잘 볼 수가 있고, 미세석회화의 모양과 분포에 따라서 조직 검사 시행 여부를 결정하게 됩니다. 미세석회화는 초음파에서 보일 수도 있고, 안 보일 수 있습니다. 안 보일 경우에는 확대촬영을 하면서 바늘을 석회화 부위에 넣은 후, 바늘을 보면서 바늘 주변을 조직 검사합니다. 미세석회화는 양성 변화에서도 생길 수 있고, 유방암에서 생길 수가 있어 왜 생겼는지 꼭 확인해 볼 필요가 있습니다.

Q5 유방촬영술만으로는 안 되고 유방초음파 검사를 해야 하는 이유는 무엇인가요?

유방암 검사를 받으시는 모든 분들이 유방초음파를 받아보아야 하는 것은 아닙니다.

유방 촬영술로 유방암 검사가 완전히 끝나는 분들이 있고, 유방촬영술 만으로는 유방암 검사가 불안한 분들이 있습니다. 이 불안하다는 것은 검사받은 분이 불안한 것이 아니라, 검사를 판정하는 의사가 유방에 문제가 있는지 없는지를 판정하는 것이 불안한 것입니다.

유방 안에 유선층이 치밀하지 않은 분들은 유방촬영술 검사 하나 만으로도 유방의 이상 유무를 확인 가능합니다. 치밀유방이 아닌 분들은 유방 촬영 결과 이상이 없다면 초음파 검사를 안 받으셔도 됩니다. 간혹 촬영 사진을 보고 이상 소견이 없다고 말씀드리면, 초음파 검사를 진짜 안 봐도 되냐고 되물으시기도 하는데, 촬영술에서도 잘 보이는 유방이니 초음파 검사 안 받아 보셔도 된다고 말씀드립니다.

유선층이 치밀한 분들은 말 그대로 치밀유방이라고 합니다. 이런 분들은 유방촬영술 후 유방에 석회화 상태는 확인 가능하나, 유방에 혹이 있는지는 명확히 알기 어렵다고 말씀드립니다. 유방촬영 결과지를 보았을 때 '치밀유방이고, 이상 소견은 없어 보이나 병변이 가려질 수 있어 초음파를 받아볼 것을 권유한다.'라고 쓰여 있다면 유방촬영술 만으로는 유방의 이상 유무를 판단하기 어렵다는 의미입니다. 치밀유방이다 보니 유방촬영술에서 혹이 있는지 없는지를 확실히 구분하기 어렵고, 그래서 혹 여부는 초음파 검사로 다시 확인해 보라는 의미입니다.

만약 치밀하지 않은 유방인데, 유방촬영술에서 혹이 보인다면, 유방초음파에서 혹의 모양을 다시 한번 확인해 볼 필요가 있습니다. 유방촬영술은 3차원인 유방을 하나의 평면으로 겹쳐 보이게 한 것으로, 입체적인 평가가 필요한 경우 유방초음파로 혹의 모양을 살펴보게 됩니다.

3)유방 질환

Q1 유방초음파에서 결절(혹)이 발견된 경우 어떻게 해야 하나요?

유방초음파에서 결절(혹)이 발견된 경우에는, 그 결절이 몸에 있어도 괜찮은지 양성 결절인지, 제거를 해야 하는 악성 결절인지를 구분해야 합니다. 구분하는 방법은 일차적으로 초음파상에서 혹의 모양을 보고 판단합니다.

우리 몸은 어디에서나 결절이 생길 수 있습니다. 결절은 크게 2종류로 나뉩니다. 몸에 있어도 해가 없고 괜찮은 양성 결절과, 암인 악성 결절입니다. 양성(良性)결절은 한자로 '착할 양, 선할 양(良)'자를 사용하는데, 몸 안에 있어도 크게 문제가 없습니다. 양성 결절과 악성 결절은 특징적인 모양 차이가 있습니다. 납작한 타원형 모양에 테두리가 깔끔하게 보이면 양성 결절이고, 경계가 울퉁불퉁하면서 위아래로 길쭉한 결절은 악성 결절일 가능성이 있습니다. 모든 혹이 양성 모양과 악성 모양으로 딱 구분되는 것은 아니고, 두 가지 모양이 혼합되어 있는 경우도 종종 있습니다. 모양이 애매할 경우에는 무슨 혹인지 알기 위해서 조직 검사를 하게 됩니다.

만약 초음파 결과지를 본다면 영어로 혹의 모양이 적혀 있고 마지막에 C2, C3, C4a, C4b, C4c 중에서 하나가 적혀 있는 것을 볼 수 있습니다. C는 category(범주)의 앞 글자로 검사자가 결절의 모양을 보고 양성인지 악성인지를 표시해 놓은 것입니다. C2는 양성, C3는 아마도 양성, C4a는 양성 가능성이 높지만 악성일 확률이 2~10% 정도, C4b는 악성일 가능성이 10~50% 정도, C4c는 악성 가능성이 50% 이상일 때 사용하는 검사자들의 공통된 약자입니다. C4a부터 조직 검사를 해서 혹의 이름을 확인하게 됩니다.

유방결절 모양이 좋은 경우와, 조직검사 결과가 양성 결절로 나온 경우에는 혹의 변화 여부를 추적관찰 하게 됩니다. 우선 6개월 뒤 초음파 검사로 혹의 모양과 크기를 다시 봅니다. 결절의 모양과 크기가 그대로 일 경우에는 1년 뒤 변화 여부를 다시 확인합니다. 만약에 혹의 모양이 바뀌었거나 크기가 커졌다면 추가적으로 조직 검사를 고려해 보게 됩니다.

Q2 유방조직 검사, 세침 검사는 어떻게 하는 건가요?

유방결절에 대해서 조직 검사가 필요하다고 하는 것이, 결절이 암이라는 것이 아닙니다. 혹의 모양을 보았을 때 암일 확률이 단지 2%

라 할지라도, 암을 놓치면 치명적일 수 있기 때문에, 혹시나 해서 조직 검사를 하게 됩니다. 다시 말하면 혹의 모양이 98% 괜찮다 하더라도, 2%의 찝찝함으로 조직 검사를 진행하는 경우가 있습니다.

조직 검사가 아프냐고 많이 물어보십니다. 국소 마취를 한 다음에 조직 일부를 떼어내는 것으로, 국소 마취할 때 그 순간만 뻐근한 느낌이 들고, 끝나고 나면 생각보다 아프지는 않습니다. 조직 검사는 볼펜심 굵기 만한 바늘모양의 도구를 사용합니다. 검사 방법은 우선 피부를 마취합니다. 이때는 따끔한 느낌이 듭니다. 피부 마취 후에 긴 바늘을 넣어서 혹 주변을 마취합니다. 초음파로 유방 안의 혹과 바늘을 보면서 실시간 확인합니다. 마취약이 들어가면서 약간 뻐근한 느낌이 들 수도 있습니다. 잠시 후 마취가 되어 어떠한 통증도 느낄 수가 없게 됩니다. 그다음에 조직을 떼는 도구가 들어가고 잠시 후 '탕'소리가 납니다. 소리 날 때가 조직 일부가 떨어져 나가는 순간입니다. '탕'소리 나는 조직 체취 과정이 2, 3번 정도 반복됩니다. 통증은 없습니다. 그 다음 굵은 바늘을 빼고 바늘이 들어간 자리를 꾹 눌러서 지혈을 하게 됩니다. 대부분 2~3분 정도 누르면 지혈이 끝나고 바늘 구멍을 소독하면 조직 검사는 끝이 납니다. 떼어낸 조직은 병리과로 보내어집니다. 떼어낸 조직을 파라핀이라는 물질에 고정하고, 얇게 깎아서 슬라이드를 만들고, 현미경으로 봐서 결절의 이름을 확인하게 됩니다. 결과가 바로 나오는 것이 아니고, 고정 및 슬라이드 제작 시간이 필요해서 며칠 뒤에 검사 결과가 나옵니다.

가끔 조직 검사를 받았는데 '탕'소리는 없이 바늘만 들어갔다 나오는 검사를 받아 보았다고 하시는 분이 있습니다. 혹의 이름을 여쭈어 보면, 괜찮은 혹이라고 들었다고 합니다. 이 검사 방법은 아마도 조직 검사가 아니고 세침 검사 일 수 있습니다. 세침 검사는 가는 주사 바늘을 결절에 넣고, 바늘을 왔다 갔다 하면서 세포를 뽑는 검사입니다. 결절을 가는 바늘로 긁어서 세포 일부를 채취하는 것으로 조직 검사보다 얻을 수 있는 정보가 적습니다. 가는 바늘을 사용해서 '세침(細針)'이란 이름을 붙였습니다. 세침 검사로는 결절이 양성인지 악성인지 알 수는 있으나, 결절의 이름을 정확히 알기는 어려운 경우가 종종 있습니다.

Q3 유방결절이 있다고 맘모톰 수술을 권유받았는데, 꼭 해야 하나요?

유방결절이 있어서 맘모톰 수술을 권유받았다고 오시는 경우가 있습니다. 맘모톰 수술이란 유방결절을 제거하는 수술입니다. 이런 경우 저는 유방결절을 제거하지 않으면 어떻게 되는지를 들으셨는지 여쭤 봅니다. 유방결절은 제거하지 않고, 그냥 몸에 지니고 있어도 문제가 없는 경우가 많습니다.

문제가 없는 결절은 굳이 제거하지 않아도 됩니다. 단순 물혹(낭종), 크기 변화 없는 작은 섬유선종과 섬유낭성변화, 거대양성석회화는 제거하지 않아도 됩니다. 만약 혹을 제거하지 않고 그냥 두었을 때 추후에 암으로 변할 가능성이 있다거나, 현재 조직 검사 결과가 암과 관련이 있을 수 있는 경우(엽상종양, 관내유두종, 비정형유관 증식증, 경화성 선증 등)에는 제거를 고려하는 것이 좋습니다.

유방에 결절이 있을 때는 이 결절을 제거하지 않았을 때 발생할 수 있는 일들을 고려해서 제거 여부를 결정하게 됩니다. 암과 관련성이 없으면 우선은 추적 관찰하고, 제거를 해야 할 결절이라면 수술 방법을 정하는 것입니다. 수술 방법은 결절의 이름과 위치에 따라서 맘모톰 수술과 절개법 중에서 선택하게 됩니다.

Q4 유방결절 예방 방법은 무엇인가요?

유방에 결절이 발견되었을 때, 결절이 생긴 원인에 대해서 많이들 물어보십니다. 양성 결절이 생기는 원인은 정확히 밝혀진 것이 없습니다. 원인을 모르니 피해야 할 것, 도움이 되는 것들에 대해서 말씀드릴 것이 없습니다. 그냥 "괜찮은 것이니 추적 관찰하면서 변화 여부를 보세요."라고 말씀 드리면, 좋은 약은 없는지 물어보십니다. 아쉽지만 그런 약도 없습니다. 우선은 양성이니 마음 편하게 계시다가 추적 관찰하는 시기에 확인해 보셔도 큰일 날 것은 없습니다.

유방결절 중 악성 결절(암)은 그래도 연구가 많이 되어 있습니다. 출산과 수유하는 것이 암 예방에 도움이 되나, 마음대로 할 수 있는 것이 아니니, 비만 안 되기, 알코올 섭취 자제하기가 도움이 됩니다. 체내 지방이 많을수록 여성호르몬에 영향을 주어 유방암 발병 확률이 올라가고, 알코올 섭취가 많을수록 유방암 확률이 증가하는 것으로 되어 있습니다.

Q5 유두에서 분비물이 나온다면 무엇이 문제인가요?

유두에 분비물이 나올 때는 분비물의 양상과 색깔로 일차적인 판단을 하는데, 괜찮은 분비물과 이상이 동반되었을 가능성이 있는 분비물의 양상이 다릅니다. 분비물이 나올 때 보아야 할 것이 한 쪽 유두에서 나오는지 양쪽 유두에서 나오는지 여부와, 분비물 색깔과, 속옷에 묻어 나오는지 짜야지만 나오는지를 보아야 합니다.

아무런 문제가 없어도 유두 분비물은 있을 수 있습니다. 분비물이 한쪽 혹은 양쪽에서 나오고, 짜야지만 나오고, 치즈 같이 진하고, 흰색 혹은 노란색이라면 괜찮은 경우입니다. 간혹 유두를 꽉 눌러서 짜보니까 분비물이 나와서 오시는 분들이 있는데, 짜지 않고 그냥 두시면 괜찮아지는 경우도 많습니다.

분비물이 양쪽에서 나오고, 색깔이 흰색 혹은 노란색이라면 유방은 정상이고, 유방 말고 다른 것들이 원인일 가능성이 높습니다. 위염약이나 항생제 복용 후 유두 분비물이 생기는 경우가 있는데, 약을 중지하면 분비물이 없어집니다. 출산 후 모유 수유를 중지하더라도 조금씩 유두 분비물이 나오는 분들도 있는데, 대부분 정상입니다. 간혹 갑상선기능항진증이 생기면서 모유가 나오는 경우도 있습니다. 만약 유두 분비물이 있으면서 생리가 끊어진다면, 유즙분비호르몬(프로락틴) 수치를 확인해 보아야 합니다. 프로락틴 수치가 100 이상으로 높으면 머리에 있는 뇌하수체에서 선종이 생겼을 가능성으로 MRI 검사를 받아 보게 됩니다.

분비물이 한쪽 유두에서만 나오는데, 나오는 구멍도 한 개이고, 색깔이 검붉은색, 혹은 커피에 물을 탄 것 같은 검은색으로 나오면 유방에 혹이 동반되어 있을 가능성이 있습니다. 이런 경우에는 우선 초음파 검사로 유관 내 결절이 있는지 찾아봅니다. 유관 내 결절이 보이면 조직 검사가 진행 됩니다. 만약 유관 내 결절이 보이지 않으면, 같은 현상이 반복하는지 지켜본 후 다시 증상이 있을 때 유관조영술을 시행해 보기도 합니다. 간혹 외상으로 인한 유관 내 혈관 손상으로 피가 나오는 경우도 있습니다.

Q6 유방통의 원인은 무엇인가요?

유방 통증으로 유방외과를 찾아오시는 경우가 종종 있습니다. 통증 양상에 따라서 괜찮은 통증이 있고, 문제가 있는 통증이 있을 수 있습니다.

통증 양상이 간헐적이고, 찌릿하거나, 콕콕 찌르는 듯하며, 잠깐 스쳐가는 양상이라면 괜찮은 유방통일 가능성이 높습니다. 유방은 유선층이라는 여성호르몬의 영향을 받는 조직이 있습니다. 여성호르몬은 에스트로겐과 프로게스테론 2가지가 있는데, 이 둘의 균형이 약간 틀어지면서 유방에 통증이 생기는 경우가 있습니다. 이는 유방 자체의 문제보다는 몸 상태의 반영입니다. 여성호르몬 변화에 예민하신 분들은 배란될 때도 몸 변화를 느끼기도 하는데, 배란이 되고 나면 여성호르몬 수치가 점점 증가하면서 유방이 붓고, 아플 수도 있습니다. 그러다가 생리 시작 후 통증이 점점 감소하는 양상이라면 유방은 정상일 가능성이 높습니다.

유방 통증이 한 군데에 있고, 통증이 지속되거나, 눌러보면 묵직한 통증이 항상 비슷하게 느껴진다면 유방에 결절이나 염증이 있을 가능성이 있습니다. 이때는 유방검사를 받아 볼 필요가 있습니다.

Q7 유방 섬유선종은 제거해야 하나요?

섬유선종은 흔하게 볼 수 있는 유방의 양성 결절로 암과는 관련 없습니다. 섬유선종은 크기가 커지는 경우도 있고, 성장이 멈춘 상태로 그대로 있는 경우도 있습니다. 섬유선종이 커지지 않고, 증상도 없다면 꼭 제거할 필요는 없습니다. 크기 변화가 없는 섬유선종을 제거하지 않았을 경우에 어떤 일이 일어나는지를 보면, 추후 아무런 일도 일어나지 않는 경우가 많습니다.

하지만 섬유선종이 점점 커지는 경우에는, 조직 검사 결과가 섬유선종으로 나왔다 하더라도 실제로는 엽상종양이란 결절일 수 있습니다. 엽상종양은 추후 암으로 변할 수도 있어 제거를 해야 합니다. 일부만 떼어내는 조직 검사의 단점이 섬유선종과 엽상종양을 구분하기 어렵다는 것입니다. 크기가 큰 섬유선종을 제거하여 전체를 조직 검사 해보니 엽상종양으로 나오는 경우가 간혹 있습니다. 크기가 2cm가 안되고 모양도 납작한 혹을 조직 검사하니 섬유선종으로 나왔는데, 엽상종양일까 걱정되어 제거하자고 하는 것은 자동차 사고가 걱정되니 모든 자동차를 없애자고 하는 것처럼 지나친 생각입니다. 엽상종양은 크기가 빠르게 증가하는 경향이 있습니다. 섬유선종으로 나왔을 경우 추적 관찰하면서 크기 변화를 보고 엽상 종양 가능성을 추정할 수 있습니다. 간혹 섬유선종 크기가 몇cm 이상일 때 제거해야 하냐고 물어보시는데, 딱 정해진 크기 기준은 없습니다.

간혹 섬유선종에 조직 일부가 변형된 경화성선증, 미세석회화, 유두상 병변이 동반된 경우가 있습니다. 이런 것들을 복합섬유선종이라 하고 그냥 섬유선종과는 다릅니다. 복합섬유선종은 단순 섬유선종과 달리 나중에 암 관련이 있는 것으로 보고 제거를 해 주는 것이 좋습니다.

정리하자면 대부분의 섬유선종은 처음에는 제거 안 하고 지켜보아도 됩니다. 제거를 해야 할 때는 섬유선종의 모양과 패턴, 자극 증상 여부에 따라 증상 해소를 위해, 혹은 크기 변화가 있을 경우에는 엽상 종양일 가능성을 두고, 그리고 섬유선종에 변형이 동반된 복합섬유선종인 경우에 제거를 고려하게 됩니다. 납작한 형태에 크기가 2cm 이하에 증상이 없는 경우에는 우선 지켜보시면서 추후 6개월 뒤 크기 변화 확인해 보셔도 됩니다.

Q8 치밀유방인데 모유 수유가 가능할까요?

간혹 본인 유방이 치밀유방인데, 모유 수유하는데 이상이 없는지 물어보시는 분들이 있습니다. 치밀유방은 나쁜 것이 아닙니다. 치밀유방은 유선층이 오밀조밀 모여 있는 조직 상태입니다. 모유를 잘 만드는 것과 유방 치밀도는 관련이 없습니다. 우리나라 사람들의 70%가 치밀유방입니다. 모유 수유에서 가장 중요한 것은 유두 모양입니다. 돌출형 유두가 모유 수유하기에 수월하고, 함몰 유두이거나 편평 유두이신 분들은 아기가 빨기 힘들어서 수유가 어려울 수 있습니다. 건물에 기둥이 있듯이, 유두를 지탱해 주는 기둥 같은 조직이 있습니다. 이 조직이 잘 늘어나는 경우에는 편평 유두나 함몰 유두이신 분들도 수유 중에는 돌출형이 되어 수유를 하는데 어려움이 없습니다. 피로감이 심할 때, 갑상선기능저하증일 때, 젖병으로 먹이는 경우에도 모유양이 적어질 수 있습니다. 유방의 치밀도는 모유 수유와는 관련 없습니다.

Q9 부유방은 수술이 꼭 필요한가요?

간혹 액와부에 통증이 찌릿찌릿하게 있거나, 뻐근한 느낌이 들고, 만져보면 단단한 멍울감이 있어서 오시는 분들이 있습니다. 액와부 멍울감이 생리를 시작하니까 크기가 작아지기도 합니다. 초음파로 액와부를 확인해 보면, 액와부에 유방조직이 보이는 경우가 종종 있습니다. 유방 이외의 부분에서 유방조직이 보이는 것을 부유방이라고 합니다. 부유방은 유방조직이 유방 위치가 아닌 다른 곳에 있는 것으로 팔부터 사타구니까지 있을 수 있는데, 주로 액와부에서 많이 발견됩니다. 부유방은 갑자기 생긴 것이 아니라 유방조직이 발달 하면서 같이 있던 것인데, 모르고 지내다가 통증이나, 임신 때 커지면서 나중에 알게 되는 경우가 많습니다.

부유방은 꼭 제거하지 않아도 됩니다. 부유방은 원래 내 몸에 있는 정상 유선조직의 일부분으로, 유선층이 액와부에 있다고 문제를 더 많이 일으키는 것은 아닙니다. 부유방은 그냥 두어도 괜찮습니다. 하지만 부유방 있는 곳에 통증이 심하거나, 커서 일상생활에 영향이 있을 때는 치료를 합니다. 치료는 수술로 제거하는 것입니다.

수술 방법은 부유방의 상태에 따라서 달라집니다. 유선조직이 많은 경우는 절개해서 유선층을 잘라내게 되는데, 흉이 남게 됩니다. 지방조직이 많은 경우는 지방흡입술과 병행해서 시행하는 경우도 있습니다.

Q10 남자 여유증이 고민인데 어떻게 해야 하나요?

남자분인데 젖꼭지 아래에 멍울이 생기고 통증도 있다고 내원하시는 분이 있습니다. 초음파 검사로 확인해 보면 젖꼭지 아래 부분에 유방조직인 유선층이 보이는 경우가 종종 있습니다. 원래 정상 남자에게는 유선층이 없습니다. 하지만 남자인데 유선층이 생긴 경우를 여성형 유방증, 줄여서 여유증이라고 합니다. 남자와 여자의 특징이 나타나는 것은 성호르몬 때문으로, 남자에게서는 남성호르몬이 우세하고, 여자는 여성호르몬이 우세해서 각각의 특징이 나타납니다. 그런데 남성호르몬과 여성호르몬의 비율이 틀어질 때 남자에게서 여자의 특징인 유선층이 발달할 수 있습니다.

청소년기에 여유증이 생기는 경우가 10명 중에 1~2명이 있습니다. 이런 경우는 2차 성장이 끝나고 나중에 성인이 되면서 다시 호르몬 비율이 안정화되어 여유증이 사라지는 경우가 대부분입니다. 간혹 성인에서 탈모약을 복용하고 여유증이 생기는 경우도 있습니다. 탈모약은 남성호르몬 생산을 억제하는 것으로 남성호르몬이 억제되면서 상대적으로 여성호르몬이 비율이 올라가서 유방 조직인 발달하는 경우입니다. 드물지만, 성호르몬 분비 장기에 종양이 생기면서 호르몬 비율이 틀어져 생기는 경우도 있습니다. 간이 안 좋던지, 콩팥이 안 좋은 것이 만성화되면 발생하는 경우도 있습니다. 가장 흔한 경우가 그냥 이유 없이 생기는 경우입니다.

여유증이 생기면 유두 안쪽으로 멍울감이 느껴지고, 눌러보면 아픈 경우가 있습니다. 이런 경우에 유방외과를 방문하면 초음파 검사로 멍울이 무엇인지 확인해 봅니다. 청소년기라면 우선 지켜봅니다. 성인인 경우 필요하면 혈액검사로 성호르몬, 간수치, 콩팥수치 등을 확인해 봅니다. 복용 중인 약이나 영양제 등을 확인하고, 우선은 약물치료를 합니다. 약물은 여성호르몬 수용체를 차단하는 것으로 약 복용 후 몇 개월 뒤 호전되는 경우가 많습니다. 간혹 약에 반응이 없던지, 약 먹을 때는 괜찮다가 다시 재발하면 수술로 제거하기도 합니다. 여유증을 수술하지 않고 그냥 두었을 때 내 몸에 해를 주는 것은 없습니다. 하지만 유방조직이 있기에, 여성분들처럼 유방에 생길 수 있는 문제가 똑같이 발생할 수는 있습니다. 유방결절, 유방 통증 등등…

4) 유방암

Q1 유방에 통증이 있다면 유방암의 초기증상인가요?

 유방외과에 찾아오시는 가장 흔한 이유가 유방 통증입니다. 유방 통증이 있으면 유방에 안 좋은 것이 있을까봐 걱정된다고 하십니다. 주변에 아시는 분이 유방에 통증이 있어서 검사를 받아보니까 암이 발견되었다고 합니다. 하지만 실제로 유방암이 통증을 일으키는 경우는 많지 않습니다. 유방이 아파서 검사 받아 보니까 유방암이 나온 경우는 암이 우연히 발견되는 경우가 많습니다.

 유방 통증의 양상이 찌릿하거나, 콕콕 찌르거나, 간헐적으로 스쳐 지나가는 양상이거나, 눌러보면 통증이 없거나, 위치가 애매모호하다면 여성호르몬 불균형으로 잠깐 발생하는 유방 통증일 가능성이 높습니다. 암 관련 통증은 아닙니다. 유방 통증이 손가락 위치를 가리킬 정도로 한곳에 있고 그곳을 눌러보았을 때 묵직한 통증이 있고, 항상 비슷한 패턴으로 통증이 있다면 유방에 혹이나 염증이 있을 수 있습니다. 통증이 한곳에 있고, 눌러보면 아플 시에는 유방검사를 받아 본 지 얼마 안 되었더라도 다시 한번 유방외과에 방문하시어 상담받아보실 필요가 있습니다.

Q2 유두습진이 유방암과 관련이 있나요?

　유두습진은 유두 주변 유륜부가 가렵고, 자꾸 긁게 되고, 심할 때는 진물이 나기도 합니다. 유두 습진은 아토피성 피부염과 발병 기전이 비슷합니다. 아토피성 피부염은 반복하고, 잘 안 낫고 오래갈 수 있는데, 유두습진도 잘 안 낫고 오래가니까 걱정되어서 오시는 경우가 종종 있습니다. 검색해 보니까 유두습진이 아니고 파젯병이라는 암일 수도 있다고 해서 오시는 경우도 있습니다. 외관상 유두습진과 파젯병이라는 암은 모양이 비슷합니다. 유방 파젯병은 유두 및 유륜부에서 발생할 수 있는 상피내암입니다.

　나이가 젊고, 유두 습진이 양쪽에 나타나고, 어릴 때 아토피성 피부염이 있었으면 유두습진일 가능성이 높습니다. 유두습진은 암과 관련이 없습니다. 유방은 분비물을 만들어 내는 장기로 수유 중이 아니더라도 분비물이 있고, 이것이 유두를 통해 본인도 모르게 나오는 경우가 있습니다. 이 분비물이 유두 및 유륜부를 자극해서 피부염을 일으키는 것이 유두 습진입니다. 유두습진은 아토피성 피부염처럼 음식 관리를 하고, 유두가 닿는 부위에 옷은 자극적이지 않은 면제품을 사용하셔야 합니다. 심할 때는 병원에서 처방받아 스테로이드 연고를 바르게 됩니다. 혹시나 나이가 50세 이후이거나, 한쪽 유륜부에서만 습진성 피부 병변이 발생하였다면, 이때는 파젯병에 의한 것인지 확인을 위해 조직 검사를 받을 수도 있습니다. 파젯병의 경우에는 유방 안쪽에 유방암을 동반하는 경우가 있어 유방검사도 같이 병행합니다.

Q3 유방암 초기 증상은 무엇인가요?

유방암으로 치료 받은 분들께 어떤 증상이 있었는지 설문조사를 하면, 단단한 혹이 만져졌다고 하는 경우가 가장 많습니다. 유방 통증이 있었다고 하는 경우는 5% 정도로 적습니다.

그 외 유두에서 핏물이나 맑은 물이 나온 경우, 유두가 아래쪽으로 딸려 들어간 경우, 함몰유두가 한쪽에서만 발생한 경우 등이 있습니다. 유방암이 1기에 발견된 경우에는 증상 없이, 검진에서 우연히 발견된 경우가 많습니다. 유방암 크기가 작을 때는 증상이 없어서 모르고 지내는 경우가 많습니다. 유방암이 피부와 가까이 있는 곳에 발병하였다면 그나마 암 크기가 작을 때도 자가 검진하다가 혹이 발견될 수도 있습니다. 유방암 중에서 혹을 형성하지 않고, 유관 따라 퍼지는 관내 제자리암은 범위가 넓어도 만져지지 않는 경우가 있습니다.

유방암이 크거나 넓게 퍼진 경우 유방에 림프액 순환이 잘 안되어서 유방 피부가 귤껍질처럼 거칠게 변하기도 합니다. 유방 모양과 크기가 좌, 우가 다르게 변하기도 합니다. 유방 모양이 원래 다른 분들도 많은데, 기존 모양과 다르게 변한 것이 문제가 됩니다.

Q4 유방암의 조기 발견을 위한 방법은 무엇인가요?

유방암은 조기에 발견하면 암이 0기나 1기가 됩니다. 암이 1기라는 것은 암 크기가 2cm 미만이라는 것입니다. 유방암은 크기가 작은 경우에 항암치료를 안 받아도 되는 경우가 많습니다. 암의 크기가 작을 때는 증상이 없습니다. 증상이 없는 암을 찾아내기 위해서는 검진이 중요합니다. 유방암 검진 방법은 자가 검진, 유방촬영술, 유방초음파입니다. 검진은 이 3가지를 모두 다 정기적으로 하시는 것이 좋습니다. 자가 검진은 한 달에 한 번, 유방촬영술은 특별한 소견이 없다면 2년마다, 유방초음파는 특이 소견 없다면 1년에 한 번씩 검진받아보시기 바랍니다. 검진을 받는다고 암이 예방되는 것은 아닙니다. 하지만 혹시나 검진으로 발견된 경우에는 암이 초기인 경우가 많고, 초기암은 치료도 수월하고, 완치율도 매우 높습니다.

Q5 상피내암이란 무엇인가요?

상피내암이란 다른 말로 제자리암이라고 합니다. 유방에서 제자리암(상피내암)은 유방암0기입니다. 유방암에서는 다른 암과 달리 0기가 있습니다. 상피내암(제자리암)은 암 세포가 상피 안에만 국한되어 있고, 막을 뚫고 나가지는 않은 상태입니다. 뚫고 나가지 않았기 때문에 다른 곳으로 퍼지는 일이 거의 없어 그나마 다행이라 할 수 있습니다. 상피내암은 거의 증상이 없어 검진에서 우연히 발견되는 경우가 많습니다. 조직 검사 후에 검사 결과가 암으로 나오면 마음이 심란한데, 그나마 상피내암은 0기여서 치료가 수월한 편입니다.

치료는 수술로 제거하는 것입니다. 제거 범위는 암의 크기가 작다면 유방 보존술을 하고, 암이 넓게 퍼져 있거나, 유두와 가깝다면 유방

전체를 절제하고 바로 유방성형술을 시행하기도 합니다. 상피내암은 유관상피내암과 소엽상피내암 2종류가 있습니다. 현미경으로 보았을 때, 암의 기원이 유관인지 소엽인지에 따라서 이름이 다르게 붙습니다. 유관상피내암은 유방보존술을 하였을 경우 암 재발을 예방하기 위해 남아 있는 유방조직에 방사선을 쬐는 추가 치료를 하게 되는데, 소엽상피내암은 방사선치료를 안하고 지켜보는 경우가 많습니다. 유관상피내암과 소엽상피내암 모두 재발을 막기 위해 호르몬 수용체 분석 후에 여성호르몬 차단제를 5년간 복용합니다.

Q6 대표적인 유방암의 종류는 어떤 것이 있나요?

유방암도 현미경으로 암세포 기원 위치와 상태에 따라서 암 이름이 다양합니다. 가장 흔한 종류가 침윤성유관암입니다. 암은 주변으로 퍼지고, 암 세포가 다른 장기로 전이되어 그곳을 망가트리면서 생명의 위협을 주게 됩니다. 침윤성이란 말은 발견 당시 유관을 뚫고 나간 것으로 유방암 90%가 이 종류로 진단됩니다. 침윤성유관암은 1기, 2기, 3기, 4기로 분류합니다. 발병 빈도가 2위는 유관상피내암(0기암)으로 상피 안에서만 암세포가 머물러 있어 비침윤성이고 0기입니다. 그 외 침윤성점액암, 침유성유두암, 침윤성관상암 등 암세포 기원과 모양에 따라서 여러 종류가 있는데, 빈도는 낮습니다.

흔히들 유방암이라 하면 침윤성유관암인 경우가 많고, 항암치료까지 하신다고 하면 이 종류라고 보시면 됩니다. 워낙 흔한 종류여서 연구도 많이 되어 있고, 치료방법도 표준화가 잘 되어 있습니다.

Q7 유방암 치료는 어떻게 하나요?

조직 검사 결과가 유방암으로 진단되면, 치료를 계획하게 됩니다. 저는 작은 개인병원으로 유방암을 치료할 수 있는 장비가 없기 때문에 대학병원으로 진료의뢰를 합니다. 유방암으로 진단되었다고 알려 드리면 유방암 몇 기인지 물어보실 때가 있는데, 유방암 병기는 전신검사 및 수술 후 떼어낸 조직에서 암의 크기와 림프절 전이 여부에 따라서 정해집니다. 초음파 검사로는 유방암이 몇 기인지 정확히 알 수 없고 추정만 가능합니다.

대학병원에 가시면 전이 여부를 확인하기 위한 검사를 받게 됩니다. 유방암이 다른 곳으로 퍼질 때는 처음에 액와부 림프절로 전이된 후 간, 폐, 뼈 3군데로 전이를 일으킬 수 있습니다. 전이 여부를 CT, 초음파, 뼈 스캔 검사로 확인하고, 유방 MRI로 유방 및 액와부를 다시 평가합니다. 이 모든 소견을 조합하여 수술을 진행할지, 수술 전에 항암치료를 먼저 할지 결정합니다. 수술 전 항암치료의 장점은 암의 크기를 줄여서 수술 범위를 줄여주고, 항암제 반응 효과도 파악할 수 있습니다.

수술이 결정되면 암의 범위, 크기, 위치에 따라서 유방보존술을 할지, 유방전절제술 할지를 결정합니다. 수술 후에 몸에서 떼어낸 암 조직을 검사해서 항암 치료 종류 및 표적치료 등을 결정합니다. 유방 보존술을 한 경우, 회복이 빠르나, 남아 있는 유방조직에서 유방암 발병 가능성이 높다고 보고, 그 가능성을 낮추기 위해 방사선 치료가 추가됩니다.

이 모든 치료 과정은 한국유방암협회에서 정한 치료 지침에 따라서 어느 병원에서 치료받던지 같은 방법으로 이루어집니다. 간혹 서울 쪽 큰 대학병원으로 가는 것이 좋은지 물으시는데, 유방암 수술과 치료는 표준화가 잘 되어 있어서, 다니시기 수월한 대학병원에서 치료 받으시기를 권유 드립니다. 만일 항암치료까지 받으셔야 한다면 치료 기간 동안 장거리로 병원 다니시기가 힘들 수도 있습니다.

Q8 유방암을 예방하는 방법은 무엇인가요?

유방암이 생기는 원인을 알면 예방하는 데 도움이 됩니다. 그런데 유방암에 대해서 그렇게 많은 연구가 있었지만 획기적으로 예방할 수 있는 방법에 대해서는 확실히 나온 것은 없습니다. 유방암 발생 확률이 높은 경우를 고위험군이라 합니다. 유방암 고위험군으로 유전자 BRCA 돌연변이가 있는 경우, 직계 가족에 유방암이 있는 경우, 초경이 빠르거나, 폐경이 늦은 경우, 임신 출산력이 없는 경우가 있는데 내가 어떻게 조절할 수 있는 영역이 아닙니다. 이런 경우에는 정기적으로 1년에 한 번씩 유방 검사 받아 보는 것이 필요합니다.

유방암 발병률을 생활 습관에 따라서 분석한 연구들이 있습니다. 알코올 섭취를 많이 하는 경우에 술을 안 먹는 사람들보다 유방암 발병률이 높습니다. 비만인 사람들에게서 정상 체중보다 유방암 발병률이 높습니다. 음식의 연관성은 신선한 채소가 좋다고는 하는데, 명확히 연관성이 밝혀진 것은 없습니다. 아마도 서구화된 식단이 비만을 유발하게 되고 이것이 유방암 발병률을 증가시키는 것으로 보고 있습니다. 폐경 후에 여성호르몬제를 5년 이상 지속 복용할 경우에는 유방암 발병률이 증가하게 됩니다. 5년 미만 복용의 경우에는 유방암 관련성을 보이지 않습니다. 폐경 전에는 피임약으로 호르몬제를 복용하는 경우가 있는데, 과거 피임약은 여성호르몬 용량이 높아서 유방암과 관련이 있었으나, 요즈음 피임약은 꼭 필요한 소량으로 되어 있어 유방암 관련성이 없는 것으로 되어 있습니다. 비타민D가 충분한 경우에 유방암 발병률이 낮게 나온 연구가 있어, 비타민D 영양제를 매일 챙겨 드시는 것이 유방암 예방에 도움이 됩니다.

Q9 유방암의 유전적 요인이 얼마나 영향을 미치나요?

유방암과 난소암 발병 유전자로 '돌연변이 BRCA'가 있습니다. 외국 영화 배우 안젤리나 졸리가 돌연변이 BRCA 유전자를 가지고 있어서, 멀쩡한 양쪽 유방을 절제 후에 보형물로 유방 모양을 유지하고, 예방적 차원에서 난소절제술을 받았습니다. BRCA 유전자가 정상이면 문제가 없으나, '돌연변이 BRCA' 상태면 살아가면서 유방암, 난소암이 발병확률이 70~80%입니다. 우리나라에는 서양보다 돌연변이 BRCA가 검출되는 경우는 적습니다. 그래도 돌연변이 BRCA가 의심스러운 경우에 의료보험으로 돌연변이 BRCA검사를 받아보실 수 있습니다.

돌연변이 BRCA 의료보험 적용 기준

가. 유방암이 진단되고 환자의 가족 및 친척(3차 관계 이내)에서 1명 이상 유방암, 난소암, 남성유방암, 전이성 전립선암, 췌장암이 있는 경우

나. 만 40세 이하에 진단된 유방암

다. 만 60세 이하에 진단된 삼중음성 유방암

라. 양측성 유방암

마. 유방암과 함께 난소암 또는 췌장암이 발생한 경우

바. 남성 유방암

위와 같은 경우입니다. 이런 경우에도 돌연변이 BRCA 유전자가 검출되는 경우는 많지 않습니다. 하지만 만약 돌연변이 BRCA 유전자가 있다고 나오면, 꼭 유방 전문의의 상담이 필요합니다.

가족분들 중에 유방암이 있는데, 본인은 유방암이 없는 경우에는 돌연변이 BRCA 검사 보험이 적용되지 않습니다. 그런데 직계가족이 유방암이 있는 경우에는, 그렇지 않은 사람들보다 발병률이 2배로 높은 것으로 되어 있습니다. 이모, 고모는 어떠냐고 물어보시는, 3차 관계 이내로 유방암 발병률이 증가하는 것으로 되어 있습니다. 정기검진을 꼭 챙기시기 바랍니다.

5) 맘모톰

Q1 맘모톰이라는 것이 정확히 어떤 것인가요?

　유방에 혹을 진단받고, 제거를 해야 한다고 들었다면, 맘모톰 수술 방법을 권유 받았을 수 있습니다. 이 수술의 정확한 명칭은 '진공보조흡입장치를 이용한 유방절제술'입니다. 진공보조흡입장치를 여러 회사에서 만들고 있는데, 그중 한 회사 제품의 명칭이 맘모톰입니다. 진공보조흡입장치를 처음 개발한 회사에서 수술 도구 이름을 '맘모톰'이라고 명칭 했고, 그 이후에 다른 회사에서도 진공보조흡입장치를 만들고 있는데, 초기에 맘모톰이 독점으로 사용되어, 편의상 진공보조흡입장치를 사용하는 수술을 맘모톰 수술이라 부르고 있습니다. 우리나라에서 사용되는 진공보조흡입장치는 맘모톰, 엔코, 벡스코어 3가지 종류가 있고, 이 3가지 중 한 개의 도구를 사용하여 유방 혹을 제거하는 것을 편의상 맘모톰 수술이라고 합니다.

　진공보조흡입장치를 이용한 수술 방법은 피부에 4mm 정도의 절개창을 낸 후 도구를 사용해서 결절을 잘게 쪼개면서 밖으로 빼내는 방법으로, 흉터가 거의 없고, 시간도 짧게 걸립니다. 지혈을 위해 압박붕대를 흉부에 감고 하루 이상 있어야 하는 불편함이 있습니다.

Q2 유방 맘모톰 수술과 일반 유방절제술과의 차이점은 무엇인가요?

유방 혹(결절)을 제거하는 쪽으로 결정하였다면, 제거 방법으로 2가지가 있습니다. 예전부터 해 오던 방법이 절개법입니다. 절개법은 혹 위를 절개한 후 혹을 그대로 들어내고, 지혈 후에 봉합하는 방법으로 혹은 확실히 제거가 되나 유방에 흉터가 길게 남는 단점이 있습니다.

다른 방법이 진공보조흡입장치를 이용해서 혹을 제거하는 방법이 있습니다. 흔히 맘모톰 수술이라고 불리는 것입니다. 굵은 빨대가 들어갈 수 있을 정도의 약 4mm 정도 피부를 절개해서 하는 방법으로 흉터가 매우 작습니다. 제거 후에 시간이 지나면 흉이 거의 안 보인다는 장점이 있습니다. 단점으로 지혈을 위해 압박붕대로 흉부를 꽉 감아서 하루 동안 있어야 합니다. 맘모톰 도구는 1회용으로 도구 사용 비용이 발생하여 수술비가 비쌉니다.

Q3 맘모톰 수술과 절개법 중 어떤 방법이 더 좋은가요?

유방결절을 제거해야 하는 상항이 왔을 때, 맘모톰 수술 방법과 절개법 중 어느 것이 더 나은지 물어보시는 경우가 있습니다. 절개법은 흉이 길게 생긴다는 단점을 빼면 예전부터 해 오던 방법으로 확실한 방법입니다. 하지만 유방의 흉은 큰 단점입니다. 맘모톰 수술은 굵은 바늘을 사용해서 초음파를 보면서 혹을 잘 개 쪼개면서 하나씩 음압을 걸어 빼내는 방법으로 흉터 자체를 보았을 때는 정말 뛰어납니다.

경우에 따라서 유방 병변을 제거 시, 병변 주변의 정상 부분까지 포함해서 제거해야 할 때가 있습니다. 암, 비정형유관증식증, 크기가 큰 엽상종양은 육안으로 안 보이는 세포가 주변으로 퍼져 있을 가능성으로 넓게 제거해야 합니다. 이런 경우는 맘모톰 수술보다는 절개법으로 하는 것이 안전합니다. 유두 바로 밑에 결절이 위치한 경우에 눈으로 직접 확인하는 절개법이 나을 수도 있습니다. 유륜부 절개법은 흉터가 크게 남지 않습니다. 맘모톰 수술은 초음파 화면을 보면서 진행 되는 것으로 병변 부위만 제거하는데 최적화 되어 있습니다. 섬유선종의 경우 대부분 맘모톰으로 모두 제거 가능합니다. 관내유두종이나 엽상종양도 크기가 작을 경우에는 맘모톰 수술로 제거합니다.

맘모톰 수술과 절개법은 혹의 종류, 위치, 크기에 따라서 결정이 됩니다.

6) 유방 자가 검진

Q1 유방 자가 검진하는 방법은 무엇인가요?

자가 검진을 해 보니까 커다란 멍울이 만져진다고 오시는 분들이 많습니다. 앉아서 손으로 만져 보니 유방 혹이 있다고 오십니다. 그런데 자가 검진 시 꼭 지켜야 할 것이 있습니다. 이것을 지키지 않으면 멀쩡한 유방에 혹이 있는 것처럼 느껴지는 경우가 있습니다. 유방을 촉진

할 때, 검진 받는 유방 쪽 팔을 위로 꼭 올리고 촉진을 해야 합니다. 팔을 위로 올려야지 유방이 펴져서 유선층이 겹치는 것을 막아 줍니다. 팔을 내리고 만져 보았을 때 혹처럼 느껴지던 것이, 팔을 올린 후에 만져지지 않으면 혹이 아닐 가능성이 높습니다.

그리고 검진받는 쪽 팔을 위로 올린 상태에서 반대편 손가락 2, 3, 4번째의 첫마디 넓은 면으로 작은 원을 그리며 문지르면서 펴는 느낌으로 유방 안을 느껴봅니다. 유방 전체를 확인해야 하므로 위아래, 좌우 방향을 정해서 빠짐없이 모든 유방 안을 느껴봅니다. 이때 로션을 발라서 마찰을 없애면서 촉진하는 것이 더 정확합니다. 간혹 엄지손가락과 나머지 손가락으로 유방을 움켜잡은 뒤 커다란 혹이 있다고 오시는 분이 있습니다. 이는 정상적인 유선층이 단단하다 보니 혹으로 오인되는 것입니다. 움켜잡는 유방검사는 잘못된 방법입니다.

팔 올려서 하는 것과, 손가락 3개를 펴서 유방을 눌려 펼친다는 느낌으로 문지르는 것이 중요하며, 누워서 하고, 일어나서도 해 봅니다.

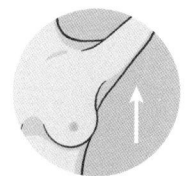
① 팔을 올리고

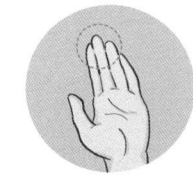
② 반대편 손가락 끝 감촉으로

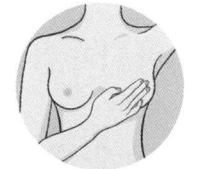
③ 문지르면서 펼치는 느낌으로

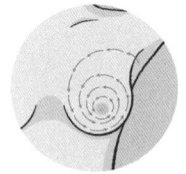
④ 유방 전체를 살피고

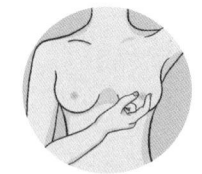
⑤ 가볍게 유두 분비물 확인

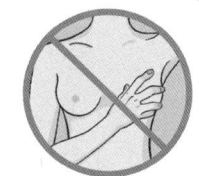
▲ 잘못된 방법: 움켜 잡는 것

Q2 유방 자가 검진은 언제 하면 좋은가요?

유방 자가 검진은 생리 끝나고 2~7일 때쯤, 유방의 통증이 없고 가장 부드러운 시기에 하는 것이 정확합니다. 유선층은 여성호르몬 영향을 받아서 생리 전에 수분 저류가 있어 붓기도 하고, 통증이 있을 수 있습니다. 생리 전 유방이 아플 때 하는 자가 검진은 정확도가 떨어집니다. 자가 검진을 해 보니 혹 같은데, 생리가 끝나고 나니까 혹의 크기가 줄어들었다고 하시는 분이 있습니다. 이는 정상 유선층이 혹으로 오인된 경우가 대부분입니다.

생리가 불규칙하신 분들은 유방이 가장 부드럽고 아프지 않을 때 하시는 것이 좋은데, 유방 상태가 큰 차이가 없다면 한 달에 한 번 날짜를 정해서 하시는 것이 좋습니다. 폐경 되신 분들도 유방암이 발병할 수 있기 때문에, 매달 일정한 날을 정하여 자가 검진 하시는 것을 추천합니다. 유방암 자가 검진은 유방암 발병 위험도가 올라가는 30세부터는 꼭 매달 해 보실 것을 권유 드립니다.

Q3 유방 자가 검진에서 어떤 소견이 있을 때 병원에 가서 검사를 받아야 하나요?

자가 검진 시에 유방에 혹이 있을 때 어떤 느낌인지 많이들 물어보십니다. 자가 검진을 올바른 자세로 하면, 손가락을 펴서 손끝마디로 느끼게 되는데, 혹이 있을 경우 메추리알 혹은 밤알 같은 것이 느껴지게 됩니다. 메추리알 느낌이 밀리면서 유동성 있게 약간씩 움직이면 괜찮은 결절일 가능성이 높습니다. 만약 안쪽에 기둥을 박아 놓은 것처럼 단단하고 움직이지 않는다면 암일 가능성이 높습니다. 자가 검진은 혹을 찾는 검사로, 혹이 피부와 가까우면 작은 크기도 느껴지나, 흉벽쪽으로 깊은 곳에 있으면 만져지지 않을 가능성이 높습니다. 만져지는 혹이 있다면 크기와 상관없이 병원에 방문하시어 초음파로 혹의 모양을 확인해 봐야 합니다. 간혹 암 중에서 혹을 형성하지 않고 퍼지는 것이 있습니다. 이런 암은 덩어리를 형성하지 않아 만져지지 않습니다. 그래서 병원에서 하는 정기검진도 꼭 1년에 한 번은 받아보시는 것이 안전합니다.

5

갑상선암 검진

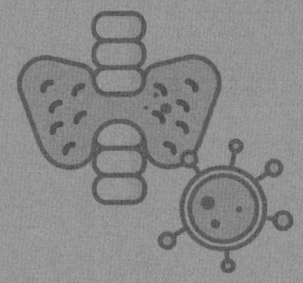

5
갑상선암 검진

1) 갑상선 검진

Q1 갑상선암 검진은 어떻게 하면 되는가요?

갑상선암 검진은 국가암검진 항목이 아닙니다. 2018년도 국가암 통계자료에 따르면 갑상선암 발병률은 전체 암중 위암 다음으로 높지만 국가암검진 항목은 아닙니다. 발병률은 높지만 국가암검진 항목이 아닌 이유는 갑상선암으로 인한 사망률이 낮기 때문입니다. 주위에 갑상선암 수술을 받았다는 사람은 들어본 적이 있어도, 갑상선암으로 돌아가셨다는 얘기는 들어본 적이 없을 수도 있습니다. 국가암검진은 국가 사업의 하나로 검진을 통해서 암 사망률을 낮추는 것이 목적입니다. 사망률이 낮은 암은 조기 검진을 해도 사망률 변동이 통계학적으로 크게 나타나지 않습니다.

갑상선암은 5가지 종류가 있는데, 대부분 성장이 느리고, 전이도 느리게 일어나는 유두암 타입이 많습니다. 하지만 가끔 성장이 빠르고,

전이를 일으켜서 생명에 위협을 주는 갑상선암도 있습니다. 위협적인 종류의 갑상선암이라 할지라도 초기에 발견하면 완치가 됩니다. 초기에 갑상선암을 발견하는 방법은 갑상선 초음파 검사입니다. 갑상성 결절을 보는데 가장 좋은 방법은 갑상선 초음파 검사입니다.

　갑상선암은 젊은 나이에서도 발병 빈도가 높은 암입니다. 젊은 분들 중에도 회사 건강검진에서 갑상선 초음파를 본 후 암이 발견되는 경우가 종종 있습니다. 그럼에도 국가는 갑상선암 조기 발견을 위해 적극적인 조치를 취하지는 않습니다. 갑상선암 검진 시작 연령은 정해진 것이 없으며, 갑상선 검사 주기도 정해진 것이 없습니다. 갑상선암을 후유증 없이 치료하기 위해서는 조기 발견이 중요합니다. 개인적으로 갑상선암은 젊은 나이에도 많이들 발병하니까, 30대부터는 갑상선암 확인을 해 보기 위해 초음파 검사를 받아 보시고, 이상 없으시면 3년 주기로 갑상선 초음파를 체크해 보시는 것을 권유하고 있습니다.

Q2 갑상선 혈액검사로 갑상선암은 알 수는 없나요?

　갑상선 혈액검사는 갑상선호르몬 수치를 보는 검사입니다. 혈액검사로는 갑상선암 여부는 알 수 없습니다. 갑상선호르몬 수치가 적정선에 있어야 하는데, 정상보다 많으면 갑상선기능항진증, 부족하면 갑상선기능저하증이라고 합니다. 갑상선호르몬은 T3와 freeT4로 표시되며, 갑상선호르몬 생성을 조절하는 갑상선자극호르몬 TSH까지 확인하여 3개의 수치로 갑상선호르몬 생산을 평가합니다.

갑상선은 호르몬을 만드는 장기입니다. 갑상선호르몬은 에너지 생성에 관여하는데, 호르몬이 부족하면 에너지가 잘 안 만들어져서 피로감이 발생합니다. 반대로 호르몬이 많으면 에너지 사용이 너무 과해서 몸이 지치게 됩니다. 갑상선호르몬 이상과 갑상선암은 서로 연관이 없습니다. 호르몬이 부족한 갑상선기능저하증은 피로감, 무기력감, 몸이 붓기가 안 빠지는 증상이 나타납니다. 호르몬이 많아진 갑상선기능항진증은 체중 감소, 가슴 두근거림, 땀 많이 나는 증상, 손 떨림, 숨이 금방 차고 다리에 힘이 빠지는 증상 등이 있습니다. 이런 증상들이 있을 때는 혈액검사로 갑상선호르몬 수치를 확인하게 됩니다.

갑상선 검사는 무엇을 확인하고 싶은지에 따라서 달라집니다. 갑상선 관련 피로감인지 확인하기 위해서는 혈액검사가 시행되고, 결절이 있는지를 보려면 초음파 검사가 시행됩니다. 피곤해서 검사 받았는데, 갑상선암이 발견되었다고 하시는 분도 있습니다. 갑상선암이 피로감을 유발하지 않습니다. 갑상선암은 피로감과 상관없이 우연히 초음파에서 발견된 것입니다.

2) 갑상선 결절

Q1 갑상선 결절이면 무조건 조직 검사를 해야 하나요?

갑상선에 결절(혹)이 발견되면, 암인가 하고 걱정을 많이 하십니다. 우리 몸은 어느 장기에서나 결절이 생길 수 있습니다. 결절은 2가지 부류로 나뉩니다. 몸에 있어도 괜찮은 결절을 양성 결절이라 하고, 안 좋은 결절을 악성 결절이라고 합니다. 악성 결절을 다른 말로 암이라고 합니다. 몸에 결절이 발견되어도 확률상 양성 결절이 더 많습니다. 초음파를 봤을 때 양성 결절과 악성 결절의 모양 차이가 확연히 있습니다. 결절이 동그란 모양에 경계면이 깔끔하게 보이면 좋은 모양이고, 위아래로 길쭉한 모양에 경계면이 불분명하면 안 좋은 결절일 가능성이 있습니다. 낭종(물혹)은 암과 관련 없는 대표적인 양성 결절로 전형적인 동그란 모양이 있습니다.

만약 초음파 검사에서 모양이 애매해서 초음파 검사로 괜찮은지 나쁜지를 장담할 수 없을 때는 세포검사를 진행합니다. 결절에서 세포를 뽑아서 현미경으로 확인하는 검사로 '미세침흡인세포검사'라고 합니다. 얇은 주사바늘을 사용한다고 해서 '미세침(微細針)'이라고 부릅니다. 얇은 바늘을 목 피부를 통해 결절까지 밀어 넣고, 결절을 긁어서 세포를 뽑아냅니다. 아프냐고 많이들 물어보시는데, 검사를 받아보신 분들이 생각보다 아프지는 않다고 합니다.

세포 검사와 조직 검사는 엄밀히 말해서 다른 검사입니다. 세포 검사는 가는 바늘로 세포를 채취하는 것이고, 조직 검사는 굵은 바늘로 세포가 밀집되어 있는 덩어리를 떼는 것입니다. 검진에서 갑상선 결절에 대해 조직 검사를 권유받아 내원한 경우에, 실제로는 세포 검사를 하는 경우가 더 많습니다. 갑상선은 혈관이 발달되어 있는 기관으로 굵은 바늘을 사용하는 조직 검사는 혹의 위치와 크기에 따라 제한이 있습니다. 가는 바늘을 이용하는 세포 검사는 위치, 크기 제한 없고, 3분 내로 금방 끝나서 간단하다는 느낌이 들 수 있습니다. 정확도 차이를 보았을 때 굵은 바늘로 떼어내는 조직 검사가 세포 검사보다 정확도가 약간 더 높습니다. 하지만 굵은 바늘을 사용하는 조직 검사는 출혈과 인접장기 손상 가능성이 높아서, 검사 관련 합병증 발생 가능성이 높습니다. 장기에 따라서 세포 검사를 선호하는 장기가 있고, 조직 검사를 선호하는 장기가 있습니다. 유방은 인접장기가 없고, 출혈 가능성이 높지 않아 주로 조직 검사 방법을 많이 사용합니다. 결절 확인 방법으로 세포 검사로 할지 조직 검사로 할지는 혹의 위치, 크기, 결절의 성향, 갑상선 상태를 보고 결정이 됩니다.

Q2 갑상선 세포 검사 결과는 어떻게 해석하나요?

갑상선 결절이 양성인지 악성인지 구분하기 위해서 세포 검사로 받았다면, 일주일 이내에 검사 결과가 나옵니다. 병리과 의사가 현미경으로 세포의 모양을 보고 판단해서 정해진 서식에 맞추어 보고하는데, 임상 의사는 이 결과와 초음파 소견을 종합하여 검사 받으신 분께 어떻게 할지 말씀드리게 됩니다.

검사 결과지를 보면 베데스다시스템 (Bethesda system)이라는 세계 공통 양식에 따라서 보고되어 있습니다. 총 6가지로 I, II, III, IV, V, VI 아라비아 숫자 형식으로 표시가 됩니다.

I. Non diagnostic or unsatisfactory (판단불가) : 세포가 검사하기에 충분하지 않아 판단하기 어려운 상태로, 결절이 주로 낭종(물혹)일 때 이렇게 나오거나, 세포가 충분히 뽑히지 않았을 때 Bethesda system I 으로 나옵니다. 초음파 소견이랑 종합해서, 낭종이면 지켜보고 아니면 다시 재검사를 권유합니다. 낭종은 세포가 없고, 액체 성분으로 되어 있어, 이 부위를 뽑으면 세포가 거의 없습니다.

II. Benign (양성) : 양성 결절로 암과 관련 없습니다. 증상이 없으면 치료 없이 크기 변화를 추적 관찰 합니다. 대부분 1년 뒤에 확인합니다.

III. Atypia of undetermined significance (AUS) : '비정형 세포'라고 하며, 양성 결절도 아니고, 그렇다고 암도 아닌 애매한 상태입니다. 검사 받은 분 입장에서는 결과가 깔끔하지 않아 찜찜할 수 있습니다. 현미경으로 세포 모양을 보니 양성이 아니고 그렇다고 암이라 보기에도 조건이 암과 일치하지 않아 판단하기 어려운 것입니다. 염증 세포가 겹치면 애매하게 보이는 경우도 있습니다. 비정형 세포라고 나오면 재검사를 권유합니다. 바로 재검사를 하는 것보다는 3개월 정도 시간이 지난 뒤에 하는 것이 좋습니다. 바로 재검사를 하면 결절을 바늘로 긁어서 염증 반응이 있는 상태여서 다시 비정형으로 나올 확률이 높습니다. 비정형 세포는 3개월 뒤 재검사에서 암으로 나올 확률이 20-30% 정도입니다. 즉, 3개월 뒤 재검사에서 양성으로 나올 확률이 70~80%로 높으며, 재검사 결과가 양성으로 나오면 추적 관찰합니다.

IV. Follicular neoplasm (여포종양) : 여포 종양은 양성인 여포선종과, 악성인 여포암을 한 번에 묶어 부르는 말입니다. 종양이란 단어는 양성과 악성을 다 포함합니다. 여포선종과 여포암은 세포 모양만 봤을 때는 똑같이 생겼습니다. 여포암이라고 진단 내리기 위해서는 혈관 침범과 피막 침범이 있어야 하는데, 이것은 세포 검사로는 알 수 없습니다. 굵은 바늘로 일부를 떼어내는 조직 검사로도 정확히 알 수 없으며, 수술을 해서 혹 전체를 검사해야지만 알 수 있습니다. 그래서 여포종양이라고 나오면 암의 가능성을 20%정도로 보고 수술을 권유하게 됩니다. 암일 가능성은 혹의 크기가 클 경우에 높아지는 경향이 있습니다.

V. Suspicious of malignant (암의심) : 이 경우는 세포가 암의 조건과 100% 일치하지는 않지만, 80% 이상이 암의 조건과 일치할 때로 암일 확률이 높습니다. 암일 가능성이 80% 이상이기 때문에 수술을 권유 드립니다. 암 의심이라고 나올 때는 검사자의 판단도 중요합니다. 초음파 검사에서 혹의 모양이 안 좋고, 미세침흡인 검사 시 바늘을 뚫을 때 혹이 단단했다면, 암 의심이라 나와도 암이라는 확신이 들게 됩니다.

VI. Malignantn (암, 악성) : 세포 검사 상 암 확진입니다. 수술을 고려합니다.

Q3 갑상선 세포 검사 결과에 따른 추적 검사의 시기는 어떻게 다른가요?

갑상선 세포 검사를 하고 나면 병리과 의사는 6가지 중에 하나의 분류로 보고해 줍니다. 그러면 검사한 의사는 초음파 소견과 세포 검사 결과지 상태를 조합하여 향후 계획을 알려주게 됩니다. 작은 낭종들은 증상을 유발하는 것이 없고, 암으로 변할 가능성도 없기 때문에 3년 이후에 보셔도 됩니다. 고형인 양성 결절과 증상이 없는 2cm 이상의 큰 낭종은 1년 뒤에 크기 변화를 체크해 보시기 바랍니다. 증상이 있는 양성 결절은 고주파나 알코올경화술로 치료를 고려합니다. 만약 비정형세포결절로 나왔다면 의사와 상의 후 재검사 시기를 결정하시기 바랍니다. 통상적으로 비정형세포는 3개월 정도 지난 후에 다시 세포 검사를 진행하는 경우가 많습니다.

Q4 갑상선 양성 결절 치료는 어떻게 하나요?

양성 결절은 암과 다르게 몸에 해를 주는 것이 없습니다. 그래서 증상이 없다면 치료는 필요치 않으며, 정기적으로 크기가 커지는지 추적 관찰을 합니다. 간혹 결절이 나쁜 것이 아니라고 해도 몸 안에 있는 것이 찜찜하다는 이유로, 먹는 약으로 혹을 없애는 방법이 없냐고 질문하시는 분들이 있는데, 안타깝게도 양성 결절을 치료하는 약은 없습니다. 양성 결절을 치료하지 않고 그대로 두면 어떻게 될까요? 양성 결절을 치료 없이 그냥 보았을 때도, 크기 변화 없이 그대로 있는 경우가 많고 오히려 퇴화되면서 크기가 작아지는 경우도 간혹 있습니다. 그런 양성 결절은 그냥 두어도 평생 아무런 문제가 없습니다. 그리고 대부분의 양성 결절은 그대로 있는 경우가 많습니다.

양성 결절이 점점 커지는 경우는 목이 불룩하게 부어 보이거나, 식도를 압박해서 음식 삼킬 때 걸리는 느낌이 날 수 있습니다. 양성 결절이 점점 커져서 증상을 유발할 것 같으면 그때는 치료를 고려하게 됩니다. 양성 결절이 물혹(낭종)이라면 주사기로 물을 빼고 알코올을 넣어서 물이 안 차게 하는 알코올 경화술 방법으로 치료합니다. 증상이 없는 물혹은 치료가 필요하지 않습니다. 고형 성분으로 되어 있는 양성 결절은 고주파 절제술이란 방법으로 치료를 합니다.

고주파 절제술은 바늘을 혹 안에 넣고 고주파를 이용해서 열을 발생시켜 혹 세포들을 죽이는 것입니다. 그러면 죽은 세포들은 대식세포에 의해 사라지고, 섬유화가 되면서 혹이 줄어들고 더 이상 커지지 않게 됩니다. 간혹 고주파 절제술을 하고 나면 혹이 깨끗이 없어진다고 생각하시는 분이 있는데, 혹 부위가 완전히 사라지는 것이 아니고 섬유화된 조직으로 남게 됩니다. 고주파 치료는 죽은 혹 조직을 밖으로 빼내는 것이 아니고 몸 안에 그냥 둔 채로 기다리는 것으로, 시간이 지나면서 죽은 세포들이 위축되고 섬유화되어 불규칙한 모양의 조직으로 남게 됩니다.

3) 갑상선 질환

Q1 일상생활 중 이유없이 피로감이 심해진다면 이유가 갑상선 때문인가요?

피로감이 생겨서 갑상선 이상을 확인하러 오시는 분들이 많이 있습니다. 피로감은 에너지 대사가 떨어졌을 때 느끼는 주관적인 증상입니다. 에너지 대사는 세포에서 일어납니다. 섭취한 영양소가 에너지로 바뀌는데 갑상선호르몬과 여러 가지 물질들이 맞물려서 에너지를 발생시킵니다. 만약 갑상선호르몬이 부족하다면 에너지 발생이 덜 일어나게 되고, 피로감을 느끼게 됩니다. 갑상선호르몬이 부족한 지 여부는 간단히 혈액검사로 알 수 있습니다. 갑상선호르몬 부족은 몸이 고장 난 것으로 빈혈, 당뇨, 간 기능 저하 등도 에너지 대사에 연관이 있습니다.

몸이 고장 나지 않은 상태이지만, 에너지 대사가 낮아질 수 있습니다. 스트레스가 밤낮 그리고 며칠 동안 지속된다면 에너지 대사가 떨어질 수 있습니다. 몸과 마음은 긴장과 이완이 번갈아 가면서 있어야지 균형이 맞습니다. 계속 긴장 및 스트레스 상태에서 그것을 풀어줄 이완 상태가 없다면 초기에는 버티다가도, 나중에는 세포 기능이 와르르 무너질 수 있습니다. 의학적으로 몸이 고장 난 것이 아니어서, 검사를 받아보면 정상으로 나오는 경우가 많습니다. 육체 상태뿐만 아니라 마음 상태도 이완이 꼭 필요합니다.

갑상선기능항진증은 호르몬이 너무 많아져서 몸의 에너지 대사가 증가한 경우입니다. 항진증의 경우는 마치 달리기를 하고 있는 상태의 에너지 소모를 24시간 지속합니다. 만약 달리기를 쉬지 않고 하고 있다면, 몸은 지치고 힘든 상태가 됩니다. 갑상선기능항진증에서도 피로감은 발생합니다.

Q2 갑상선 비대증 증상과 원인은 무엇인가요?

갑상선 비대증은 갑상선의 크기가 커지는 것입니다. 갑상선 크기가 커지면 육안으로 튀어나온 것이 보입니다. 갑상선은 목 정중앙의 아래쪽에 위치해 있습니다. 눈으로 보았을 때 목 가운데 아래쪽이 부어 보이면 갑상선이 커져 있는 비대증일 수 있습니다. 갑상선 비대증이 있으면 증상으로 목 답답함이 있을 수 있습니다. 서 있을 때보다 누워 있을 때에 답답함이 더 심하게 느껴집니다. 목 답답함은 개인 차이가 있어 갑상선이 크지만 증상이 없는 경우도 있습니다.

갑상선 비대증의 원인은 우리나라에서는 대부분 갑상선염입니다. 외국은 식생활에 요오드가 부족해서 갑상선비대가 발생하는 경우가 있지만, 우리나라 식단은 천일염을 사용하는 음식이 많고, 김, 미역 등 해조류도 자주 먹어서 요오드가 부족하지 않습니다. 갑상선염이 발생하면 갑상선이 부을 수 있고, 오랜 기간 지속되면 갑상선에 섬유조직이 생겨서 커진 상태로 굳어지기도 합니다. 호르몬을 과하게 만드는 갑상선기능항진증이 생기면 호르몬을 많이 만들기 위해 갑상선이 커지게 됩니다. 갑상선비대증의 경우 약을 통해 크기를 줄일 수 있지만 너무 오랫동안 지속되면 커진 상태로 고정이 되어 줄어들지 않을 수도 있습니다.

Q3 갑상선 기능저하증의 치료는 어떻게 하면 되나요?

갑상선 기능저하증은 갑상선호르몬이 부족한 것으로, 에너지 발생이 낮아지게 됩니다. 에너지가 덜 나오다보니 피로감, 무기력감이 있습니다. 위장 움직임이 떨어져서 변비가 생기고, 추위를 남들보다 더 타고, 몸이 붓기도 합니다.

원인은 갑상선염으로 정상적인 호르몬 생산이 낮아진 경우가 대부분입니다. 저하증 여부는 혈액검사로 호르몬 개수를 확인해 보면 알 수 있습니다.

갑상선기능저하증으로 진단되면, 약 복용을 하게 되고, 2달 정도 지나면 갑상선 호르몬 수치는 좋아집니다. 하지만 갑상선염증은 좋아지지 않고 그대로일 수 있습니다. 갑상선저하증일 때 복용하는 약은 갑상선염증을 개선시켜서 호르몬을 잘 만들게 하는 약이 아닙니다. 현대의학으로도 아직까지 갑상선염증을 없애주는 약은 개발하지 못했습니다. 갑상선 기능저하증일 때 먹는 약은 갑상선호르몬제로 마치 영양제를 복용하듯이 부족한 호르몬을 복용해서 보충해 주는 것입니다. 내가 만들어 내는 갑상선호르몬에 복용한 호르몬을 합치어 호르몬 개수를 정상으로 유지하게 됩니다. 갑상선호르몬제 약을 복용하면서 가끔씩 혈액검사를 하는 것은 현재 보충해 주는 호르몬제의 용량이 적당한지 확인하는 것입니다. 부족하면 더 많은 용량을 사용하고, 많으면 용량을 낮추게 됩니다.

Q4 갑상선 기능항진증의 치료는 어떻게 하면 되나요?

갑상선기능항진증일 때는 호르몬이 너무 많아서 에너지를 필요한 것보다 과하게 사용하고 있는 상태입니다. 땀이 많고, 덥고, 가슴이 두근거리고, 손이 떨리고, 숨도 차고, 다리에 힘도 없고, 목이 붓게 됩니다.

항진증의 원인은 2가지가 있고, 치료 방법도 다릅니다. 갑상선은 호르몬을 만들고 저장하는 역할을 합니다. 이 저장 공간이 염증으로 망가지면 저장 되었던 호르몬이 쏟아져 나와 일시적으로 호르몬 수치가 증가하는 경우가 있습니다. 이 경우는 시간이 지나면서 저절로 회복되는 경우가 많아서 증상 조절에 중점을 둡니다.

다른 원인으로 갑상선을 자극하는 물질이 이유 없이 생겨서, 호르몬 생산이 통제를 벗어나 필요 이상의 많은 양을 만들어 내는 경우입니다. 많이 만드는 경우에는 갑상선호르몬 생산을 억제하는 약을 사용하게 됩니다. 현존하는 약은 메티마졸, 카멘, 안티로이드 3가지 종류뿐이 없습니다. 혈액검사에 따라서 약 종류 및 용량을 정하게 됩니다. 호르몬 상태는 계속 변하기 때문에 정기적으로 1~3개월 간격으로 혈액검사를 하면서 약 용량을 결정합니다. 보통 약을 1년 정도 복용하는 경우가 50% 정도 됩니다. 나머지 50%는 1년 이상 약을 복용하게 됩니다.

  드물지만 약에 반응이 없거나, 약 부작용으로 약을 복용할 수 없을 경우에는 수술이나, 방사성동위원소 치료로 갑상선을 제거하고, 파괴시켜서 호르몬 생산을 아예 없애기도 합니다. 이렇게 되면 갑상선호르몬을 만들 수 없기 때문에 갑상선호르몬제를 평생 복용하게 됩니다.

4)갑상선암

Q1 갑상선암 증상은 무엇인가요?

  30대 후반 여성분이 목 가운데에 콩알 같은 것이 만져져서 오셨습니다. 초음파를 보니 피부와 가까이 있는 갑상선 협부에서 발생한 암이었습니다. 불행 중 다행으로 피부 가까이 위치한 암이라, 발견이 빨리 되어 진행되기 전에 수술을 받으셨습니다.

  30대 여성분이 목에 멍울이 만져진다고 오셨습니다. 갑상선은 목 가운데 아래쪽에 있는데, 만져지는 곳은 가운데가 아닌 목 우측이었습니다. 만져보니 멍울이 목 안쪽에서 깊숙이 올라오는 느낌이었습니다. 초음파를 보니 갑상선암은 1cm 정도로 크지 않은데, 옆쪽 림프절로 전이가 되어 림프절 커진 것이 만져지는 것이었습니다.

  50대 남성분이 검진 상 갑상선 결절이 발견되어 추가 검사를 위해 오셨습니다. 본인은 증상이 없다고 하셨는데, 검사해 보니 갑상선암이

소리를 내는 성대신경으로 침범했고, 목소리가 변한 것은 서서히 일어 났기 때문에 그다지 불편함 없이 지내시다가 검진 때 알게 된 경우였 습니다.

대학병원 재직 시절 갑상선암 수술 시 암이 식도를 침범해서, 식도 일부를 도려내고 아물기를 며칠 간 기다린 적도 있었습니다. 갑상선암 이 기도를 뚫고 들어가 흉부외과와 같이 수술하고, 수술 후 중환자실 에서 회복하셨던 분도 있었습니다.

갑상선은 호르몬을 만드는 기관입니다. 암이 생겨도 정상 부분이 많 기 때문에 호르몬 변화는 없으며, 암으로 인한 통증도 없습니다. 대부 분의 갑상선암은 무증상입니다. 그나마 증상이라 함은 목에 만져지는 멍울이 높은 빈도를 보이는데, 만져질 정도이면 암이 진행된 경우가 많습니다. 목소리 내는 신경 침범 시 목소리 변화 및 물을 마실 때 사 레가 잘 걸리는 증상이 있을 수 있는데, 실제로 이런 증상이 많지는 않 습니다.

Q2 목에 만져지는 혹이 갑상선암인지 어떻게 알 수 있나요?

목에 혹이 만져져서 진료 받으러 오시는 경우가 종종 있습니다. 만 져지는 것이 피부와 가까이 있는 림프절인 경우가 가장 흔하며, 목 피 부에 생긴 표피낭인 경우도 종종 있습니다. 갑상선에 생긴 혹인 경우 도 간혹 있습니다.

거울로 목을 보았을 때 아래쪽 정중앙에서 좌우로 5cm 이내에 만져지는 것이 있으면 갑상선 기원의 혹일 가능성이 높습니다. 목 위쪽이면서 측면에서 만져지는 것은 림프절이거나 침샘 기원의 혹일 가능성이 있습니다.

목에 림프절은 여러 개 있습니다. 림프절 위치는 사람마다 약간씩은 다른 곳에 위치해 있습니다. 림프절 일부가 피부와 가까운 곳에 위치한 경우에는 조금만 커져도 만져지는 경우가 종종 있습니다. 림프절은 면역을 담당하는 기관으로 감기 같은 바이러스성 감염이 있으면 커집니다. 만져지는 혹의 크기가 줄어들고 통증이 없다면 정상적인 반응성 림프절일 가능성이 높고, 대부분 문제는 없습니다.

목의 혹을 확인하려면 일차적으로 초음파 검사를 합니다. 초음파상 혹의 모양을 보면 림프절인지 갑상선 혹인지 알 수 있습니다. 혹의 모양에 따라서 괜찮은 상태인지 추가적으로 더 확인해 봐야 할지 결정을 합니다. 확인은 세포 검사 혹은 조직 검사를 합니다. 그러면 갑상선암인지 정확히 알 수 있습니다.

Q3 갑상선암의 치료는 어떻게 하나요?

갑상선 악성 결절은 암이랑 같은 말입니다. 갑상선암은 느리게 자란다고 하더라도, 암이기 때문에 암의 성격을 가지고 있습니다. 암은 커지면서 주변을 망가트리고, 암세포가 다른 곳으로 넘어 가서(전이), 그쪽 장기를 망가트려서 생명에 위협을 줄 수 있습니다.

갑상선암은 4가지 타입이 있고, 그중에서 유두암 타입이 가장 많은데, 이 타입은 자라는 속도가 느리고, 전이도 늦게 되는 것으로 알려져 있습니다. 하지만 유두암 타입이라도 어떤 것은 빨리 자라고, 림프절 전이를 넘어서 폐나 뼈로 전이를 일으키기도 합니다.

갑상선여포암 타입은 림프절 전이가 없고, 바로 혈액을 타고 폐로 전이를 일으키는 것으로 알려져 있습니다. 다행히 전이가 일어나는 경우는 드뭅니다. 수질암이나 역형성암 타입은 진행이 빨라서 생명에 위협적입니다.

갑상선암 치료 원칙은 크기와 위치와 상관없는 수술입니다. 갑상선암이 문제를 일으키기 전에 몸에서 제거하는 것이 치료입니다. 하지만 간혹 갑상선 유두암 타입으로 진단되었을 때 바로 수술하지 않고 지켜보는 경우가 있습니다. 그런 경우는 암의 크기가 작고, 위치가 갑상선 안쪽에 있는 경우로 환자분께 자랄 가능성과 전이 가능성을 말씀드리고 환자분의 선택에 따라서 수술을 진행하지 않고 지켜보기도 합니다. 몇몇 환자분들을 수술을 진행하지 않고 지켜봤는데, 암의 크기 변화 없이 그대로 있는 경우가 있습니다. 수술 안 하고 지켜본지 5년 넘은 분들도 있습니다. 한 분은 1년 지나서 크기가 커져 수술하였습니다. 개인적으로 갑상선암 중 유두암 타입은 모두 암의 성격을 보이는 것이 아닐 수도 있을 거란 생각도 듭니다. 암 진단은 현미경으로 모양을 보고 결정하는데, 암 진단 외에 암의 성격까지는 알 수 없습니다. 나중에 의학이 더 발전하면 암의 성격까지 알게 되어, 수술을 해야 하는 암과 수술하지 않아도 되는 암을 구분할 수 있을 거라 생각합니다. 그러나 암의 위치가 갑상선피막 쪽에 있거나, 1cm 이상으로 큰 경우, 림프절이 커져 있는 경우는 꼭 수술을 받으셔야 합니다.

수술 방법은 옛날부터 시행된 절개법이 있고, 내시경 도구를 이용한

내시경 갑상선 절제술, 로봇 기계를 이용한 로봇 갑상선 절제술이 있습니다. 절개법의 단점이 목에 흉터입니다. 그 흉을 안 보이게 하려고 기계를 사용하는 내시경과 로봇 수술 방법이 생겼고, 수술 자국이 목이 아닌 겨드랑이나 유륜부, 입 안쪽에 남게 됩니다. 수술자에 따라서 선호하는 수술 방법의 차이가 있습니다. 암 치료 결과는 어떤 방법을 사용하여도 차이가 없습니다. 암 치료 결과의 차이는 없고, 흉터의 차이가 있는 것이라 보시면 됩니다.

Q4 갑상선암 수술 후 관리는 어떻게 하나요?

갑상선암 발병 원인은 방사능 노출 외에 밝혀진 것이 없습니다. 일반적으로 방사능을 직접 쬘 일이 없으니, 우리나라 사람들은 거의 원인을 모른 채 갑상선암이 발병하는 경우가 많습니다. 원인을 모르니 갑상선암 예방을 위해 피해야 할 것이 없습니다.

갑상선암 수술 후에는 갑상선 호르몬을 만드는 기관의 부피가 절반으로 줄거나(반절제술), 아예 없어지게(전절제술)됩니다. 갑상선 호르몬은 에너지 대사에 직접 관여하므로 꼭 필요합니다. 반절제시 수술 후 남아 있는 갑상선이 호르몬을 잘 만들면 약 복용은 필요치 않으나, 호르몬이 부족하면 갑상선 호르몬제를 복용하는 것이 좋습니다. 전절제술을 받으셨다면 갑상선호르몬을 스스로 만들 수 없으므로 호르몬제는 꼭 복용하셔야 합니다.

만약 갑상선 호르몬이 부족하면 머리에 있는 뇌하수체에서 갑상선

자극호르몬이 높게 분비해서 갑상선을 자극하게 되는데, 이 자극호르몬이 증가하면 암 재발 확률이 올라갑니다. 갑상선암 수술 받은 분들은 갑상선자극호르몬을 정상 혹은 낮은 쪽으로 유지하는 것이 암 재발 방지 효과가 있습니다. 갑상선자극호르몬수치를 혈액 검사로 확인하고, 자극호르몬이 올라가 있으면 갑상선호르몬제를 충분히 보충해 주는 것이 좋습니다. 정기적으로 혈액검사뿐 만 아니라, 초음파 검사로 남아 있는 갑상선과, 림프절 전이 여부도 같이 확인합니다.

수술 후 6개월까지는 수술 부위에 유착이 생겨서 당기는 느낌이나 조이는 느낌이 들 수 있습니다. 상처가 완전히 아문 한 달 후부터는 목 스트레칭 운동을 해서 유착 부위를 부드럽게 해 주는 것도 좋습니다. 수술 후 유착은 6개월 이후부터는 서서히 풀리기 시작합니다.

수술 후 요오드제한 식이를 궁금해하시는데, 방사성요오드 치료를 받아야 하는 분이 아니시면 요오드 제한 식이는 필요 없으며, 일반적인 식사 그대로 하시면 됩니다. 간혹 림프절 전이가 6개 이상이거나, 암이 주변 장기를 침범한 경우는 방사성요오드 치료를 추가로 받으셔야 치료가 끝납니다. 이때는 방사성요오드 치료를 받기 전에 스케줄에 따라서 갑상선 약과 식단 조절이 필요하며, 요오드 치료 후에는 일반적인 식사를 하시면 됩니다. 요오드 제한 식이는 요오드 치료를 위한 전 처치 과정입니다.

6

자궁경부암 검진

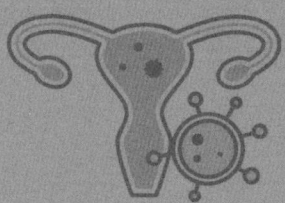

알기 쉬운 건강검진

6
자궁경부암 검진

Q1 자궁경부암 검진은 몇 살부터 국가암검진 지정이 되나요?

자궁경부암은 20세 이상 여성에서 국가암검진 사업으로 무료로 받으실 수 있습니다. 자궁경부암의 원인은 인유두종 바이러스(Human Papillomavirus, HPV) 감염으로 밝혀져 있습니다. 자궁경부는 자궁에서 목처럼 튀어나온 부위를 말하는데, 질 안쪽에 깊숙이 위치해 있습니다. 자궁 경부에 인유두종 바이러스가 감염을 일으키고, 이 바이러스는 성관계를 통해 전파가 이루어집니다. 그래서 성인이 된 20세부터 자궁경부암 검진을 권유하게 됩니다. 만약 성관계 경험이 없다면 자궁경부암 검사는 안 받아 보셔도 되십니다.

모든 인유두종 바이러스 감염이 암을 유발하는 것은 아닙니다. 인유두종 바이러스 감염이 있더라도 90%는 무증상으로 지나가고 대부분 12~24개월 이내에 바이러스가 자연 소멸됩니다. 그러나 3~10%에서는 지속형 감염으로 발전하여 수년에서 수십 년 후에 암을 유발할 수 있습니다. 인유두종 바이러스의 종류도 매우 많아서, 바이러스에 숫자를 붙여서 구분합니다. 성관계로 전파되는 인유두종 바이러스가 40여 종이 있는데, 그 중 주로 16번과 18번 바이러스가 암을 유발하며, 31, 33, 45, 52, 58번도 암을 유발하는 것으로 되어 있습니다. 그리고 6번과 11번은 암은 아니지만, 곤지름이라는 사마귀 일종인 성병을 유발합니다.

Q2 자궁경부암 검사는 힘든가요?

자궁경부암 검사는 자세가 좀 불편합니다. 침대에 누워서 다리를 벌리는 자세를 취하면, 검사자는 질경이라는 도구를 질에 넣어서 자궁경부가 보이도록 합니다. 검사자가 긴 막대가 달린 솔을 자궁경부에 넣은 뒤 회전시켜 세포를 채취합니다. 이렇게 채취한 세포를 현미경으로 확인하여서 세포에 이상이 있는지 확인합니다. 검사 솔이 부드럽지가 않아서 검사 후 약간 피가 나올 수 있고, 통증이 있을 수 있습니다. 만약 생리 기간이라면 혈액으로 점막세포를 제대로 얻을 수 없어서 생리기간 중에는 검사를 권유하지 않습니다.

며칠 뒤에 세포 검사 결과가 나오는데, 검사 결과가 비정상적으로 나온다면 조직 검사가 필요할 수도 있습니다. 세포 검사는 가장 기본적인 모양을 본 것이고, 조직 검사는 좀 더 많은 양을 채취하여 보는 것으로 다른 검사입니다.

Q3 자궁경부암 검사 결과는 어떻게 해석하면 되나요?

검진 결과지를 보면, 검진 결과지 자체는 영어로 되어 있고, 그 내용을 판독지에 한글로 적어 놓는 경우가 많습니다.

'정상'으로 나왔다면 2년 뒤 정기검진을 받으시면 됩니다.

'반응성 세포변화'로 나오고 증상이 없다면, 정기 검진을 받으셔도 됩니다. 그런데 생리 기간이 아닌데도 하혈이 있거나, 배가 아프면 산부인과 진료를 받아보시기 바랍니다.

'비정형평편세포', 영어로는 'Atypical squamous cells of undetermined significance(ASCUS)'이라고 쓰여 있으면, 3~6개월 뒤 다시 한번 자궁경부세포검사를 해 보거나, 인유두종바이러스 감염 검사를 받아보실 필요가 있습니다. '비정형평편세포'란 세포 일부분이 변형되어 보인다는 것인데, 질염이 있거나, 여성호르몬 변화가 있을 때 일시적으로 나타나는 경우도 종종 있습니다. 그런 경우에는 나중에 다시 검사해 보면 정상으로 나옵니다.

'저등급상피내병변(LSIL, Low grade squamous intraepithelial lesion), 고등급상피내병변(HSIL), 고등급을 배제할 수 없는 이상세포(ASC-H)'등이 쓰여 있다면, 조직 검사가 필요한 경우가 있습니다. 평편상피내병변은 변화 정도에 따라서 저등급, 고등급을 붙이는데, 이 자체가 암은 아닙니다. 하지만 암 전단계에 해당하는 변화가 있는 것으로, 추가 조직 검사 및 바이러스 검사를 하여 추가 치료를 할지 추적 관찰을 할지 결정하게 됩니다.

'비정형 선상피세포' '상피내선암종'도 꼭 조직검사를 받으셔야 하는 상태입니다.

Q4 자궁경부암 예방 방법은?

자궁경부암은 성관계를 통한 인유두종 바이러스 감염이 원인입니다. 그런데 인유두종 바이러스는 백신 접종으로 감염이 예방이 됩니다. 백신이 점차 발전해서 여러 종류의 감염을 막아주어서 자궁경부암 예방효과가 90% 있다고 봅니다. 성관계를 시작하기 전에 접종을 하는 것이 효과적인데, 우리나라에서 만 12세의 청소년에게 백신 2차를 접종하는 것을 권고하고 있습니다. 청소년 이후에 접종하여도 되는데. 백신이 청소년기에서는 2차로 완료되지만, 성인은 3차를 접종해야 효과가 있습니다. 실제로 백신 접종 후에 자궁경부암의 발병률이 현저히 감소하였습니다.

7

폐암 검진

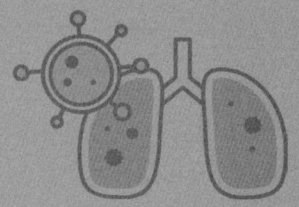

알기 쉬운 건강검진

7

폐암 검진

Q1 폐암 검사 방법은 무엇인가요?

　담배를 피우는 사람들이 평소에는 담배를 피우다가도, 건강 검진 시에는 혹시나 폐암이 있을까봐 걱정하는 경우가 종종 있습니다. 우리나라에서 암 사망률 1위가 폐암입니다. 생명과 가장 직결되는 장기는 심장과 폐입니다. 심장이나 폐가 망가져서 기능을 못하면 바로 사망입니다. 폐에 암이 발생 시 수술로 제거하게 되는데, 대체 불가의 장기여서 많이 제거할 수도 없는 장기입니다. 폐암의 90%는 흡연이 원인이며, 흡연자는 비흡연자보다 폐암 발생 위험도가 11배나 높습니다.
　일반적인 검진에서는 흉부 X-선 촬영을 합니다. 하지만 폐암의 조기 진단을 위해서는 흉부 X-선 촬영보다는 저선량 흉부 CT 검사가 정확합니다. 흉부 X-선 촬영은 3차원인 폐를 평면으로 만들어서 보는 검사로 작은 혹을 놓칠 수가 있고, 혹이 심장 뒤쪽에 있거나, 염증이 있는 경우는 겹쳐서 확인이 어렵습니다. 폐암을 찾기에 좋은 검사 방법은 흉부 CT인데, 폐암 찾는 목적인 경우에는 일반 흉부 CT보다 방사선 노출량을 6분의 1정도 낮은 저선량 흉부 CT 방법으로 검사합니다.

Q2 어떤 사람이 폐암 검진 대상자인가요?

국가암검진 사업으로 2019년 8월부터 고위험군을 대상으로 폐암 검사가 시작 되었고, 저선량 흉부 CT 검사 방법을 사용합니다. 국가암 검진 대상자는 고위험군으로 한정해서 모든 사람들이 국가암검진으로 받을 수 있는 것은 아닙니다. 국가암 폐암 검진 대상자는 54세~74세 국민 중 직전년도 건강검진 또는 금연치료 지원 사업 문진표에 30갑년 이상의 흡연력을 가진 현재 흡연자로 기록한 경우입니다. 30갑년이란 매일 1갑씩 30년을 피우거나, 매일 2갑씩 15년 (2갑 × 15년 = 30갑년), 매일 3갑씩 10년(3갑 × 10년 = 30갑년)을 피우는 흡연력을 말합니다. 국가 암 검진 주기는 2년입니다. 검사비는 11만 원 중 10%인 약 1만 원만 내면 됩니다.

Q3 폐암 검진 대상자가 아니더라도 흉부 CT 검사를 하는 것이 도움이 되나요?

2021년에 중앙암등록본부가 발표한 2019년 암 등록 통계 현황에 따르면, 남성에서 가장 많이 발생한 암은 폐암이었고, 그 다음 위암,

대장암, 전립선암, 간암 순위였습니다. 국가암검진 대상자 선정은 통계학적 자료가 바탕이 되어 검사 연령을 정하는 경향이 있습니다. 폐암은 흡연량과 기간에 비례해서 발병률이 올라갑니다. 젊은 나이에 흡연을 시작한 경우에는 만 54세 이전이라도 폐암이 발병 가능성이 올라갑니다. 미국에서는 2021년에 폐암 선별검사 기준을 30갑에서 20갑으로 낮추고, 연령도 50세 낮추어서 검사를 시작할 것을 권고하였습니다.

우리나라 여성의 경우 2019년 암발병 순위가 유방암, 갑상선암, 대장암, 위암, 폐암으포 폐암이 5번째 순위였습니다. 여성의 경우 비흡연자의 경우가 10명 중에 9명으로 흡연과 관련이 없는 경우가 대부분이었습니다.

만약 흡연 경력이 20갑년 이상이거나 현재 흡연자라면, 나이와 상관없이 저선량 흉부 CT 검사를 받아보실 것을 권유 드립니다. 그리고 비흡연자라도 고령의 나이가 되면 저선량 흉부 CT 검사로 폐암 검진을 해 보시는 것이 좋습니다. 저선량 흉부 CT는 조영제 사용이 없으며, 방사선 노출량도 많지 않습니다.

Q4 폐암 증상은 무엇인가요?

폐는 감각 신경이 없어 암이 커지더라도 통증을 느끼지 못하는 경우가 많습니다. 폐를 감싸고 있는 흉막은 통증을 느끼지만 폐 자체는 통증 신경이 없습니다. 폐암 초기에는 증상이 없습니다. 암이 자라서 폐를 망가트리면 기침이나 객혈, 호흡곤란 등 증상이 나타납니다. 증상이 나타날 정도면 이미 암이 많이 진행된 상태로 치료가 어려운 단계일 수 있습니다.

정기 검진으로 조기에 발견하는 것이 중요합니다. 저의 아버님의 경우는 위암 수술을 위해 검사 받다가 우연히 폐에 염증과 비슷한 병변이 발견되었지만, 위암 수술을 앞두고 있고, 위암과 동시에 폐암이 왔을까 싶어 위암 수술을 먼저 진행하였습니다. 위암 수술 후 회복하는 과정에서 폐 병변이 넓어져 조직 검사를 하였고 폐암으로 진단되었습니다. 폐암 2기로 항암치료까지 받으셨지만 폐암 증상은 전혀 없었습니다. 7년 후에 폐암이 재발할 때도 증상은 없었습니다.

Q5 폐에 결절소견이 보일 경우는 어떻게 해야 하나요?

저선량 흉부 CT 검사에서 '폐암 의심'으로 나온 경우에도 폐암이 아닌 경우가 있습니다. 폐암처럼 보이는 결절은 과거에 자신도 모르게 앓았던 결핵이나 폐렴의 후유증으로 폐 조직이 일부가 망가져 버린 것일 수 있습니다. 결절 소견이 보일 때 결절이 무엇인지 확인하기 위해서 조직 검사가 필요합니다. 조직 검사 방법은 결절 위치에 따라서 기관지내시경 검사를 하면서 조직을 뗄 수 있고, 흉부에다가 직접 바늘을 꽂아 조직 검사를 할 수도 있습니다. 폐 조직검사는 검사 후 출혈 가능성과, 폐가 찢어지면서 공기가 폐 밖으로 새는 기흉 발생 가능성이 있어 입원하여 시행합니다.

폐 결절이 작고 양성 결절 가능성이 있으면, 몇 개월 간격으로 CT

검사를 하면서 관찰을 해 볼 수도 있습니다. 만약 흡연력이 높고, 현재도 담배를 피우는 경우라면 조직 검사를 고려하는 경우가 많습니다.

Q6 폐암을 예방하기 위한 방법은 무엇인가요?

폐암을 예방하는 가장 좋은 방법은 금연입니다. 담배를 매일 1갑씩 30년간 지속하였을 때 비흡연자에 비해 폐암 발병 가능성이 20배 높습니다. 흡연자가 금연을 하면 폐암의 위험도는 점차 낮아져서 15년 금연을 하였을 때 비흡연자의 2배로 위험도가 줄어듭니다. 과거 흡연을 하셨다면 금연을 하여도 비흡연자와 같게 위험도가 완전히 떨어지는 것은 아니나, 금연 기간이 길수록 위험도는 낮아집니다. 간접흡연도 피해야 합니다. 간접흡연도 담배가 타면서 생기는 연기 속에 유해 물질을 들여 마시게 됩니다. 담배는 시작도 하지 않는 것이 가장 좋습니다.

공기 중의 안 좋은 물질을 들여 마시면, 폐를 자극해서 돌연변이로 암세포가 생긴다고 보면 됩니다. 매연, 자동차 배기가스를 피하시기 바랍니다. 공해가 심한 날은 미세먼지 차단 마스크를 쓰고 다니는 것도 도움이 됩니다.

Interview 인터뷰
김병섭 조아유외과의원 원장

Q1 원장님은 평소 건강검진은 어떻게 하시나요?

저는 국가건강검진은 꼭 챙기고 있습니다. 제 나이가 40대 후반이어서 위암 검진 대상자로 위내시경도 받습니다. 수면내시경으로 할 때는 3-4년 정도에 한 번씩 잠든 김에 대장내시경도 추가해서 받고 있습니다. 외과의사들은 수술하면서 암이 어떻게 생겼는지 직접 눈으로 봐왔고, 암이 진행하면 얼마나 고생스러운지 잘 알고 있습니다.

전 아직 젊으니까 위, 대장검사 정도만 받고 있는데, 좀 더 나이가 들면 폐 CT, 복부 초음파도 같이 검진 받아 볼 계획입니다. 남자들에게서 발병률이 높은 암이 폐,위,대장,전립선,간암 인데. 전립선은 왠지 더 나이가 들면 받아보고 싶네요. 전립선은 혈액검사로도 어느 정도 예측은 할 수 있습니다.

Q2 원장님의 건강검진 주기는 어떠신가요?

국가검진은 2년마다 나옵니다. 그래서 일반검진인 혈액검사, 요검사, 흉부 x-ray는 2년마다 받고 있습니다. 하지만 위 내시경은 열심히 1년마다 받고 있습니다. 저희 집안이 위암 가족력이 강합니다. 할아버지가 옛날에 위암으로 돌아가셨고, 저희 아버지, 큰아버지, 작은아버지, 고모가 모두 위암 수술을 받으셨습니다. 모두들 수술 받으셔서 위가 없던지, 절반만 남아 있습니다. 다들 술 안 좋아하시고, 식습관이 특이하지도 않으십니다. 그래서 저도 언젠가 위암이 생길 거 같은 불길한 생각에, 이왕이면 조기 발견하려고 1년마다 위내시경을 받습니다.

대장은 가족력은 없지만, 위내시경 할 때 혹시나 해서 받고 있습니다. 위내시경을 수면으로 받을 때, 3-4년에 한번 정도 대장내시경을 추가해서 동시에 받고 있습니다. 다행히 아직까지는 문제가 없네요.

Q3 건강검진은 어떤 병원에서 받아야 하나요?

건강검진을 잘 하는 병원에 받으셔야 하겠죠. 건강검진 항목 중 혈액검사나, CT, MRI 는 기계가 하는 것이므로 큰 차이가 없습니다. 하지만 내시경, 초음파 검사는 의사가 직접 하는 것이라 차이가 있을 수 있습니다. 사람마다 꼼꼼한 성격, 터프한 성격, 섬세한 성격, 시원시원한 성격이 있듯이 검사할 때도 그 사람의 성격이 묻어나옵니다. 음악 잘하는 사람, 운동 잘 하는 사람이 있듯이 타고난 손기술이 좋은 사람이 있습니다. 가장 중요한 것이 경험입니다. 경험이 많으면 이상 소견을 정확하게 찾아내고 판단할 수 있습니다.

이 모든 것이 갖추어진 수원 장편한 외과에서 검진 받으시는 것을 추천합니다.

Q4 검강 검진은 언제 받아야 하나요?

검진의 목적은 증상이 없을 때 질병을 조기에 발견해서 합병증 없이 치료하는 것입니다. 그래서 증상이 없어도 검진 나이가 되면 받아 보시는 것이 좋습니다. 일 년 중에 검진은 연말보다는, 연중에 받는 것을 추천 드립니다. 사람들의 심리가 한해가 끝날 무렵에 미루었던 검진을 받고 한해를 정리하려는 경향이 있습니다. 평균 검진 건수를 보면 12월이 최고로 많습니다. 12월에는 검사 건수가 올라가고 검사하는 의사들의 피로도 같이 올라가고 집중을 하려 해도 지칠 수 있습니다. 검진은 연초나 연중에 쉬는 날이 있을 때 받아보는 것이 좋습니다.

Q5 건강검진 전 주의사항은 무엇인가요?

"건강검진 전에는 뭐 해야 하면 안 된다"라고 금지하는 것은 없습니다.

임신가능성이 있는 여성의 경우는 검사의 제약이 있을 수 있으므로 검사 항목에 관해 미리 의사와 상의 하시는 것이 좋습니다.

고혈압, 당뇨약을 복용하는 경우는, 검진 당일 공복을 유지해야 하는 경우에 약 복용을 어떻게 해야 하는지 미리 확인하실 필요가 있습니다. 고혈압약의 경우 검진 도중 혈압 상승을 방지하기 위해 소량의 물과 함께 복용을 유지하는 경우가 많습니다. 당뇨약의 경우는 공복으로 인해 저혈당 가능성이 있어 중지하는 경우가 많습니다.

뇌경색, 협심증, 부정맥등으로 항응고제를 복용하는 경우 검진 시 조직검사를 해야 할 수 있어 미리 약 조절하는 것이 필요합니다. 그런데 항응고제를 임의로 중단하면 혈전 위험성이 올라가므로 꼭 의사분과 상의하시기 바랍니다.

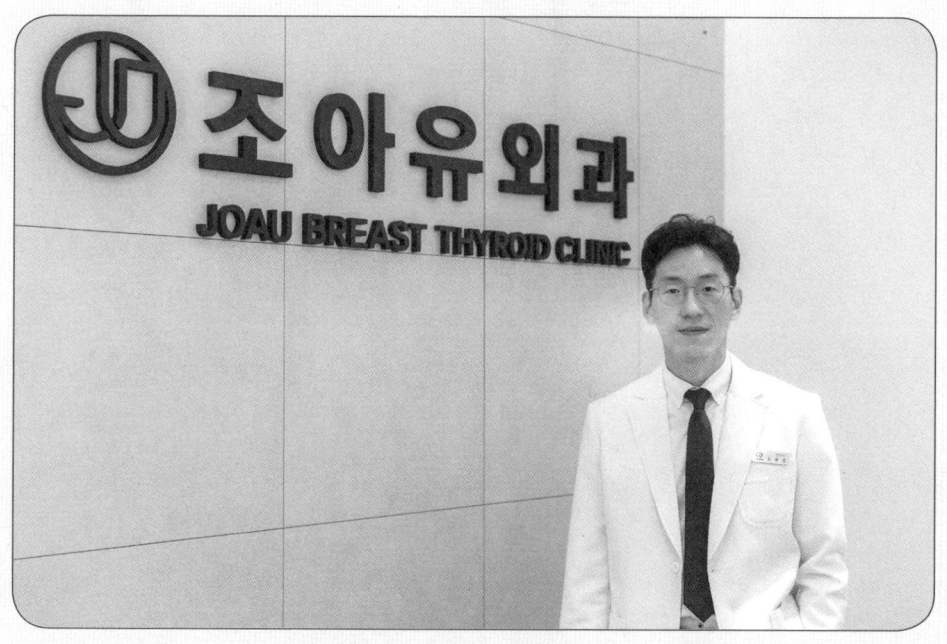

Part II 건강검진

1. 일반 건강검진
2. 생애전환기 건강검진
3. 영유아 건강검진

1

일반 건강검진

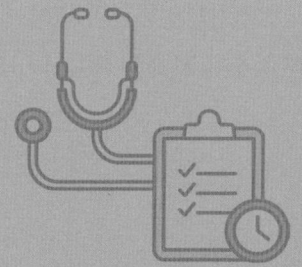

1
알기 쉬운 건강검진
일반 건강검진

Q1 일반 건강검진이 무엇인가요?

    건강검진은 크게 두 가지로 나눌 수 있습니다. 국가에서 국민의 건강 증진을 위해 시행하는 국민건강보험공단검진(줄여서 공단검진), 그리고 개인이 비용을 내면서 스스로 건강을 체크하기 위해 시행하는 개인 종합검진(다른 말로 개인검진, 종합검진이라고도 합니다)이 있습니다.

    공단검진은 연령에 따라 크게 영유아 건강검진, 학생검진, 일반 건강검진, 암 건진 등으로 나눌 수 있는데, 성인기(만19세~64세)에서 노년기(만 65세 이상)까지 가장 기본이 되는 검진이면서, 검진의 종류에 상관없이 늘 시행하는 검진 항목을 일반 건강검진이라고 합니다. 항목은 매우 간단하게 신체검진, 피검사, 소변검사, 흉부 X-ray 정도로 이루어져 있습니다.

Q2 일반 건강검진 대상자는 어떻게 되나요?

기본적으로 국민건강보험의 가입자이거나 의료급여수급권자여야 합니다. 건강보험 가입자의 경우, 세대주인 지역가입자, 직장가입자, 만 20세 이상 피부양자 및 세대원이 대상이 되고, 의료급여수급권자의 경우 만19세~64세일 때 일반 건강검진의 대상자가 됩니다.

일반 건강검진은 2년에 1회를 기본으로 하나, 비사무직의 경우는 매년마다 받도록 되어 있습니다. 따라서 모든 건강보험 가입자나 의료급여수급권자는 최소 2년에 한 번씩 국가에서 시행하는 일반 건강검진의 대상자가 되는 것입니다.

대상자의 기본은 홀수 연도 출생자는 홀수 해, 짝수 연도 출생자는 짝수 해에 실시하는 것입니다. 2022년의 경우, 2022년 1월 1일~12월 31일까지 짝수 해에 태어난 분들이 대상자입니다. 하지만 이는 국민건강보험공단에서 예외를 둘 수 있는 경우가 있어 추가로 조회해 보는 것이 좋습니다.

Q3 일반 건강검진은 어디서 받나요?

건강검진 기본법에 따른 '지정된 건강검진기관'을 방문하여 받을 수 있습니다. 하지만 '지정된 건강검진기관'이 어딘지는 직관적으로 알기가 어렵습니다. 일반적으로 지정된 건강검진기관이라 함은, 국가로부터 공단 검진을 시행할 수 있는 허가를 받은 의료기관으로, 가까운 병의원 중 일부라고 할 수 있습니다. 건강검진을 시행한다고 하는 의료기관은 일반적으로 공단검진이 가능하다고 할 수 있습니다(극히 드물게 예외의 경우도 있습니다).

내가 일반 건강검진을 어디서 받을 수 있는지 알 수 있는 방법은 여러 방법이 있는데, 가장 우선적으로는 국민건강보험공단에서 발송하는 '건강검진 안내문'에 주소지에서 가까운 검진기관의 목록이 첨부되어 있습니다. 두 번째로 국민건강보험공단 홈페이지를 이용하는 방법입니다. 홈페이지에는 본인이 이번 년도 건강검진 대상자인지 확인할 수 있으며, 집에서 가까운 검진기관도 조회할 수 있습니다. 세 번째는 포털사이트 혹은 지도 앱에서 '건강검진'이라는 키워드로 찾아볼 수 있습니다.

어느 병원에서나 일반 건강검진의 경우 크게 차별성이 있지 않습니다. 원하는 시간에 예약이 가능하고 가까운 곳에서 편하게 받으시는 것이 좋습니다.

Q4 내가 일반 건강검진 대상자인지는 어떻게 알 수 있나요?

가장 우선적으로 연초에 우편을 이용하여 '건강검진표'를 개인별 주소지로 발송하여 대상자임을 알려주며, 하반기에는 아직 검사를 받지 않은 분을 대상으로 '검진 안내문'을 발송합니다.

또한 국민건강보험공단 홈페이지를 이용하여 대상자인지 조회가 가능합니다.

또한 국민건강보험공단에서는 지역 보건소를 통하여 유선상으로 검사 대상자임을 알려주는 사업도 시행하고 있습니다만, 이는 모든 대상자에게 해당되는 사항은 아닙니다. 따라서 가장 확실하게 놓치지 않는 방법은, 본인이 출생한 연도에 맞춰 짝수 혹은 홀수 해일 때, 국민건강보험 홈페이지를 이용하는 것이겠습니다.

Q5 일반 건강검진에는 어떤 검사가 있나요?

기본적으로 문진 및 신체검진, 흉부방사선(x-ray), 소변검사, 혈액검사 등이 있으며, 그 외 연령 및 성별에 따라 간염 검사, 골밀도 검사, 인지 기능장애 검사, 생활습관 평가 검사, 정신건강검사, 노인신체기능검사(낙상검사), 구강검진 등이 있습니다.

문진의 경우, 의사와의 면담 및 상담 등을 실시하고 신체검진은 키·몸무게·허리둘레 등을 통해 '비만'에 대한 여부를 체크합니다. 또한 혈압측정을 통한 혈압관리, 시력 및 청력 측정을 통한 운전자에 대한 안전을 체크합니다.

흉부방사선 촬영은 가장 기본적으로 결핵에 대한 체크를 하며, 그 외 폐암 혹은 폐렴 등의 소견도 관찰 할 수 있습니다.

소변검사는 요단백을 확인하는 검사입니다.

혈액검사는 기본적으로 혈색소(헤모글로빈), 공복혈당, 간수치검사(AST, ALT, r-GTP), 콩팥수치검사(혈청 크레아티닌 검사, 신사구체여과율에 대한 검사)를 시행하며, 만 24세 이상의 남성 및 만 40세 이상의 여성의 경우 4년마다 콜레스테롤 4종 검사를 시행합니다.

Q6 일반 건강검진 항목은 항상 똑같은가요?

기본적인 검사, 즉 문진 및 신체검진, 흉부방사선, 소변검사, 혈액검사 등은 항상 똑같이 시행합니다. 그 외 연령에 따라 추가되는 검사 항목이 있습니다.

첫 번째로 콜레스테롤 검사(4종)는 만 24세 이상의 남성, 만 40세 이상의 여성에서 4년마다 시행합니다. 콜레스테롤 검사는 기본 혈액검사 때 채혈한 혈액으로 시행하므로 별도의 절차는 필요하지 않습니다.

두 번째로 만 40세의 경우 간염검사(B형간염 표면항원·항체검사)를 시행하며, 콜레스테롤 검사와 마찬가지로 혈액검사를 위해 채혈한 혈액을 이용하므로 별도의 절차가 필요하지 않습니다.

세 번째로 만 54세, 만 66세의 여성은 골밀도 검사를 시행합니다. 골밀도 검사는 특수 검사 장비를 이용한 검사이므로, 검진받으시는 기관이 골밀도 검사가 가능한지 확인하셔야 합니다.

네 번째로 만 66세부터는 인지 기능장애 검사(KDSQ-C 검사 및 상담)를 시행합니다. 이는 사전에 발송된 검사지를 체크하여 제출하면, 의사 문진 및 진찰 상담 시 활용됩니다.

다섯 번째로 만 40세, 50세, 60세, 70세 때 생활습관 평가가 이루어지며, 이 또한 사전에 발송된 검사지로 시행합니다.

여섯 번째로 정신건강검사(PHQ-9 검사 및 상담)를 만 20세부터 10년에 1회씩 시행합니다. 정신건강검사도 검사지와 의사 문진 및 진찰 상담으로 이루어집니다.

일곱 번째로 만 66세, 70세, 80세분들의 경우 노인신체기능검사(낙상검사)를 시행합니다.

마지막으로 만 40세 때 구강검진을 통해 치면세균막 검사를 시행합니다.

Q7 일반 건강검진 검사만으로 충분한가요?

일반 건강검진 검사는 현재 국가에서 가장 중점을 두고 있는 국민건강관리사업과 관련된 질환들에 대한 '가장 기초적인 검사'만을 시행합니다. 현재는 의학기술의 발달로 하나의 질병에 대해서도 검사 방법은 수없이 많습니다. 고혈압에 대한 검사만 해도 단순한 혈압측정을 넘어서, 고혈압으로 인해 파생될 수 있는 수많은 질병에 대한 검사들이 있으며, 이 검사들은 간단하고 비용이 저렴한 검사도 있지만, 건강보험 적용이 되지 않아 수백만원에 이르는 검사들도 있습니다.

의료는 공공재인 동시에 시장경제에도 영향을 받기 때문에, 일반적으로는 비싸고 최신의 검사가 좀 더 질병을 명확하고 자세하게 진단할 수 있지만, 가장 기본이 되는 일반검진 항목으로도 가장 흔하고 가장 주의해야 할 질환에 대해서 이상 유무를 판단할 수 있습니다.

일반검진에서 이상 소견이 있을 경우, 검진 소견만으로 치료를 시작하지는 않으며, 일반검진에서 나타난 이상 소견에 대해 2차 검사 혹은 전문의의 진료를 권고하게 되고, 이후 정밀검사를 거쳐 치료를 시작할 수 있습니다.

따라서 일반 건강검진으로 모든 질환을 진단할 수는 없지만, 국가에서 국민건강에서 중점적으로 관리하고자 하는 질환에 대해서는 충분히 이상 유무를 검출할 수 있습니다. 어떻게 보면 가장 '가성비가 좋은 검진'이라고 생각할 수 있겠습니다.

Q8 일반 건강검진 전에 준비는 어떻게 하나요?

기본적으로는 건강검진일 전날부터 식이조절 및 8시간 이상의 금식을 필요로 하며, 건강검진 항목에 어떤 항목이 포함되느냐에 따라 추가적인 준비가 필요할 수 있습니다.

식이조절은 건강검진 전날 저녁 때 가볍게 먹는 정도로 해도 충분하며, 병원에 따라 안내가 다를 수 있지만, 저녁 9시~12시 이후에는 검사가 끝날 때까지 물, 껌, 사탕, 담배 등 모든 음식물을 포함하여 금식을 하여야 합니다. 금식은 시작하는 시각보다는 검사 전 8시간동안 금식을 하는 것이 중요합니다. 오후에 검진 예정이라면 단순히 저녁 9시부터 금식을 하는 것보다는 시간 계산을 하여 금식하는 것이 덜 힘들 수 있습니다.

약을 복용하시는 분들 중 고혈압약을 복용하시는 분은 검사 당일 새벽에 아주 소량의 물과 함께 약만 복용하시는 것이 좋고, 당뇨환자의 경우 금식 중 당뇨약(인슐린 포함)을 복용하신다면 저혈당의 위험이 있기 때문에 당뇨약 복용은 삼가셔야 합니다.

여성분들의 경우 생리 중에는 소변검사 결과에 영향을 줄 수 있으므로 생리 기간을 피하시는 것이 좋습니다. 또한 가임기 여성의 경우, 반드시 임신 여부를 확인하여야 합니다.

검사 당일엔 미리 작성한 건강검진 문진표 등을 챙겨 검진기관으로 내방하며, 시력 측정시 교정시력을 측정하기 때문에 안경을 지참하시는 것이 좋습니다.

Q9 일반 건강검진 결과는 어떻게 알 수 있나요?

일반검진 결과는 검진을 실시한 검진기관에서 우편을 이용해 15일 이내에 수검자에게 통보하도록 되어 있습니다. 최근에는 우편 뿐 아니라 이메일, 모바일 등의 방법으로도 안내를 하고 있으나 검진기관에 따라 다를 수 있습니다.

직장 가입자의 경우 직장으로 통보되는 경우도 있으니, 직장을 통해 확인하거나, 온라인상으로 확인하여야 합니다.

또한 검진기관이 검진비를 국가에게서 지급받은 이후에는(수검자가 이러한 상황을 알기는 어렵습니다.) 건강보험공단 홈페이지에서 본인인증 후 검사 결과를 확인할 수 있습니다.

일부 검진기관의 경우 우편 및 이메일, 모바일 등으로 통보된 검진 결과에 대한 추가적인 설명을 원할 경우 온라인 혹은 유선 상으로 상담이 가능할 수 있으니, 검진기관에 확인하시는 것이 좋습니다.

Q10 일반 건강검진과 종합 건강검진은 다른건가요?

일반적으로 건강검진은 두 종류로 나눌 수 있는데, 국가에서 비용을 지불하며, 국민건강보험 가입자라면 누구나 받을 수 있는 건강검진서비스인 국민 건강검진(국가검진)과 개인이 비용을 지불하고 받을 수 있는 개인 건강검진이 있습니다. 일반적으로 일반 건강검진은 국가에서 시행하는 국민 건강검진의 일부 항목을 지칭하는 용어이며, 종합 건강검진이라는 용어는 상대적으로 항목이 많지 않은 국가 건강검진에 여러 가지 항목을 추가하거나, 병원측에서 설정한 항목 등을 검사하는 건강검진을 지칭하는 것입니다.

건강검진의 주체, 시행하는 검진기관 등에 따라 건강검진에 대해 지칭하는 용어가 많아 혼동이 되는 경우가 많을 수 있는데, 항상 국가에서 시행하는 건강검진인지, 검진기관이 자체적으로 시행하는 건강검진인지를 확인하는 것이 각 검진이 어떠한 성격을 띄고, 비용 발생이 어떻게 되는지를 이해하기에 좋습니다.

또한 개인이 비용을 지불하는 종합 건강검진일지라도, 일부 항목은 국가에서 시행하는 일반 건강검진을 차용할 수 있으므로, 항상 세부항목을 확인하고, 본인이 이번 연도에 국민 건강검진 서비스의 대상인지 확인하는 것이 필요합니다.

Q11 일반 건강검진에 암검사도 포함되나요? 3대 암 검진, 5대 암 검진도 일반 건강검진인가요?

일반 건강검진은 암에 대한 검사 항목이 포함되어 있지 않습니다. 하지만 국가에서 시행하는 검진에 암에 대한 검사 항목이 포함되어 있지 않다는 말은 아닙니다. 국가에서 시행하는 건강검진은 일반 건강검진과 암검진을 모두 포함하고 있으며, 2년마다 하는 일반 건강검진에, 연령에 따라 자동으로 암검진이 추가됩니다. 본인이 인지하고 있지 않더라도, 일반 건강검진을 시행할 때 검진기관에서 이에 대한 정보를 제공하고 있으니 몰라서 암검진을 놓치는 경우는 걱정하지 않으셔도 됩니다.

3대 암 검진, 5대 암 검진이라는 용어는 국민건강보험공단에서 시행하는 건강검진사업의 정식 용어는 아닙니다. 다만 통계상 우리 나라에서 가장 흔한 암 3종류를 3대 암, 5종류를 5대 암이라고 지칭하면서 이에 대한 암검진을 시행한다는 의미로 3대 암 검진, 5대 암 검진이라고 부르고 있습니다. 이는 검진기관 또는 의료기관에서 자체적으로 지칭하는 용어이니 혼동이 있어서는 안되겠습니다.

3대 암의 종류는 위암, 대장암, 간암이며, 3대 암 검진이라 하면 이와 같은 암을 진단할 수 있는 위내시경, 분변잠혈반응검사(양성일 경우 대장내시경), 혈청알파태아단백검사(피검사) 및 간초음파 검사를 시행하는 것을 말합니다.

5대 암의 종류는 위암, 대장암,간암 등 3대 암에 자궁경부암, 유방암을 포함한 것이며, 5대 암 검진이라 하면 위의 검사 3종류에 유방암을 진단할 수 있는 유방촬영술, 자궁경부암을 진단할 수 있는 자궁경부 세포 검사를 시행하는 것을 의미합니다.

암검진의 경우, 각 암검진 항목에 대해서는 책에서 상세하게 기술하고 있으니 다음의 페이지를 참고하시면 됩니다(암검진 항목 페이지 표시)

Q12 일반 건강검진 비용은 어떻게 되나요?

일반 건강검진의 비용은 국민건강보험에 가입되어 있어 대상자인 분들은 기본적으로 전부 무료입니다. 검사비는 전액 국가에서 부담하도록 되어 있습니다.

건강검진사업의 시스템은, 보건복지부가 사업의 주체가 되며, 이를 국민경강보험공단에서 시행하고 있습니다. 일부 의료수급권자의 검진은 국민건강보험공단에서 시·군·구 보건소에 위탁하여 시행하며, 검사를 시행한 보건소에 보험공단에서 비용을 지불하고, 일반 건강보험 가입자는 국민건강보험공단에서 사업을 직접 수행하며, 국민건강보험공단이 검진기관의 관리 및 비용 지급을 하고 있습니다.

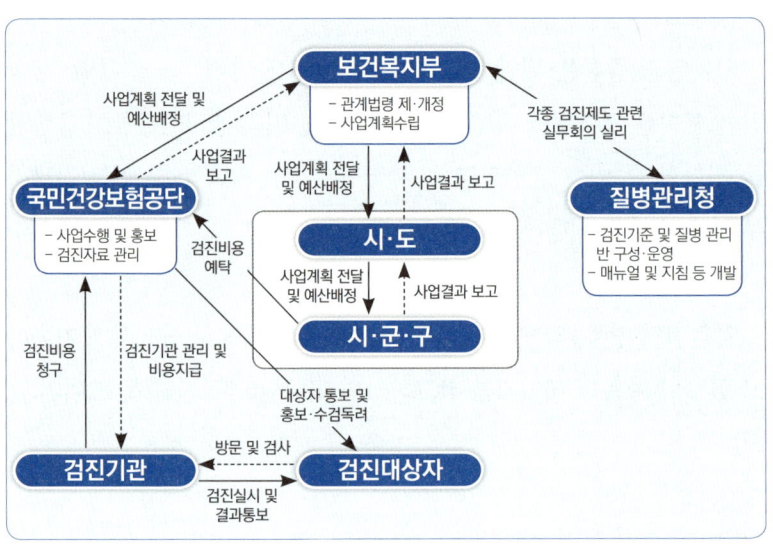

Q13 일반 건강검진을 안 받으면 어떻게 되나요?

일반 건강검진은 고혈압, 당뇨 등 심뇌혈관질환을 조기 발견하여 치료 및 관리로 연계함으로써 건강증진을 도모하기 위함을 목적으로 하는 사업입니다. 심뇌혈관질환을 조기 발견하여 관리하는 것이 무엇보다 중요한 이유는, 물론 국민 개개인의 건강을 위해서이기도 하지만, 국가 입장에서는 고혈압, 당뇨 등 만성 질환의 합병증으로 인한 의료비의 발생이 미리 간단한 검진을 통하여 예방을 했을 때의 비용보다 훨씬 크기 때문입니다. 큰 비용이 발생하는 질환들을 적은 비용으로 미리 예방하려는 목적이 큰 것입니다. 따라서 국민 건강검진은 무료로 이용할 수 있다는 면에서는 건강검진 '서비스'이지만, 어느 정도 강제의 성격도 띠고 있습니다.

일반 건강검진을 받지 않으면, 직장가입자의 경우 사업주에게 과태료가 부과됩니다. 2020년부터는 산업안전보건법 전면 개정에 따라 건강검진을 시행하지 않았을 때 부과되는 과태료가 기존보다 2배 가까이 상향되었습니다. 특히 고의로 건강검진을 시행하지 않은 경우 1000만 원의 과태료가 부과됩니다. 또한 사업주가 근로자에게 건강검진을 안내한 사실이 있다면, 근로자 귀책사유에 해당해 개인에게도 300만 원의 과태료가 부과될 수 있으니 사실상 일반 건강검진은 반드시 받아야 합니다.

또한 일반 질환으로 병원을 다닐 때 급여 대상의 치료비는 지원받을 수 있지만, 보건소에서 지원해주는 '암 환자 의료비 지원사업' 혜택에서도 제외됩니다. 이는 1회만 일반 건강검진을 받지 않아도 바로 지원이 불가능해지므로 반드시 일반 건강검진을 받으시는 것이 좋습니다.

2

생애전환기 건강검진

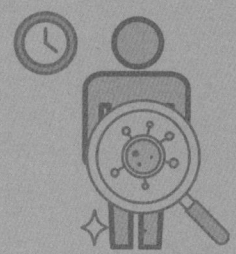

알기 쉬운 건강검진

2
생애전환기 건강검진

Q1 생애전환기 건강검진은 무엇인가요?

생애전환기 건강검진이란 말 그대로 청년에서 중년으로, 중년에서 노년으로 넘어가는 생애의 전환기에 시행하는 건강검진을 지칭합니다. 노화가 본격적으로 시작되는 중년기에는 암, 뇌혈관 질환 등 만성질환 발병률이 급상승하기 시작하므로, 이에 대한 예방적 조치가 필요한 시기이며, 노년기에 들어서는 낙상, 치매 등 노인성 질환의 위험이 증가하고 전반적인 신체기능이 저하될 수 있으므로 이에 맞는 항목들을 추가 검진으로 시행하여, 사전에 예방하고 미리 질환을 발견하여 치료함으로써 건강과 행복한 삶을 추구할 수 있도록 하는 것입니다.

국민건강보험공단에서 시행하는 생애전환기 검진은 만 40세, 만 66세로 지정되어 있습니다. 다만 2017년부터 일반 국민건강보험 가입자의 경우 일반 건강검진과 통합으로 이루어지고, 의료급여수급권자만을 대상으로 '의료급여 생애전환기 검진'만 실시하고 있습니다. 따라서 일반 건강보험 가입자의 경우 생애전환기 건강검진을 따로 받으실 필요는 없으며, 평소처럼 일반 건강검진 대상자일 때 검진기관에서 검진을 받게 되면, 검진기관에서 알아서 생애전환기 건강검진까지 시행하게 됩니다.

Q2 일반 건강검진과 차이는 무엇인가요?

생애전환기 건강검진은 현재 일반 건강보험 가입자의 경우, 일반 건강검진과 통합되어 '성·연령별 건강검진'으로 시행되고 있습니다. 생애전환기 뿐만 아니라, 각 질병의 위험성이 높아지는 연령과 성별에 맞게 일반 건강검진 항목에서 몇몇 검사 항목이 추가되게 됩니다.

성, 연령별 검사 항목은 다음과 같습니다

구 분		대상시기	비고
이상지질혈증	총콜레스테롤	남성 만 24세 이상, 여성 만 40세 이상 (4년 마다)	남성(만 24, 28, 32, ...) 여성(만 40, 44, 48, ...)
	HDL 콜레스테롤		
	트리글리세라이드		
	LDL 콜레스테롤		
B형간염검사		만 40세	보균자 또는 면역자 제외
골밀도 검사		만 54세, 66세 여성	
인지기능장애검사		만 66세 이상(2년마다)	만 66세, 68, 70, ...
정신건강검사(우울증)		만 20, 30, 40, 50, 60, 70세	해당 연령을 시작으로 10년 동안 1회
생활습관평가		만 40, 50, 60, 70세	
노인신체기능검사		만 66, 70, 80세	
치면세균막검사		만 40세	구강검진

3

영유아 건강검진

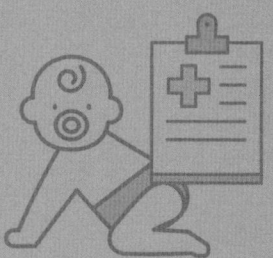

알기 쉬운 건강검진

3
영유아 건강검진

Q1 영유아 건강검진이 무엇인가요?

　일반 건강검진 및 암검진이 국민 생명을 위협할 수 있는 중대질병들을 조기 발견하여 건강증진을 도모한다면, 영유아 건강검진은 빠르게 성장하는 우리 아이들의 월령에 적합한 건강검진 프로그램 도입으로 영유아의 성장발달 사항을 관리하고, 양육자에게 적절한 교육 프로그램을 제공하여 영유아의 건강 증진을 도모하기 위한 건강검진입니다.

　영유아 건강검진은 2007년 처음으로 만 6세 미만 영유아를 대상으로 시행되었고, 이후 2008년에는 의료급여수급권자 영유아들도 건강검진을 시행하고, 점차 월령이 확대되어 2012년 71개월 영유아까지 확대되었고, 2021년부터 영유아 초기 생후 14일~35일의 건강검진이 추가되어 현재는 생후 14일부터 71개월까지 영유아를 대상으로 하고 있습니다.

영유아 건강검진은 성인을 대상으로 하는 일반 건강검진과는 달리 간격이 일정하지 않으며, 지정된 기간 내에 검진을 시행해야 하고, 자라나는 아이들의 신체적 특성에 맞춰 매 검진마다 검사하는 항목도 달라질 수 있습니다.

Q2 영유아 건강검진은 언제 해야 하나요?

영유아 건강검진은 연단위로 실시되는 성인 검진과는 달리 성장과 발달이 급격하게 이루어지는 영유아의 특성을 고려하여 월령별 검진 시기 및 검진 가능 기간을 산정하여 8차에 걸쳐 나누어져 있으며, 이 중 3번은 구강검진도 포함하고 있습니다. 양육자는 각각 검진해야 하는 기간 중 원하는 날짜를 선택하여 검진을 실시할 수 있습니다.

1차	건강검진	생후 14~35일
2차	건강검진	생후 4~6개월
3차	건강검진	생후 9~12개월
4차	건강검진	생후 18~24개월
	구강검진	생후 18~29개월
5차	건강검진	생후 30~36개월
6차	건강검진	생후 42~48개월
	구강검진	생후 42~53개월
7차	건강검진	생후 54~60개월
	구강검진	생후 54~65개월
8차	건강검진	생후 66~71개월

Q3 영유아 건강검진은 어떤 항목이 있나요?

영유아 건강검진은 성장·발달 점검을 목표로 하여 문진과 진찰, 키, 몸무게, 머리둘레 등 신체계측, 발달평가 및 상담을 통해 영유아기 성장, 발달 사항을 꾸준히 점검하게 됩니다. 이로써 발육 지연, 과체중 등 아이의 성장과 발달 이상을 조기에 진단할 수 있고, 검진을 통해 발견된 문제점을 조기치료 할 경우에는 완치율이 매우 높아질 수 있습니다.

목표질환		검진 또는 교육 항목
성장이상	발육지연, 과체중, 비만, 소두증, 대두증 등	키, 몸무게, 머리둘레 등 신체 계측
발달이상	정신지체, 자폐증, 뇌성마비, 언어장애, 행동장애 등	발달검사
사고	운수사고, 수면 중 돌연사, 가정 내 사고, 익사, 중독사고 등	안전교육, 수면교육
영양	영양결핍, 영양과잉	영양교육
청각이상	난청	청각문진
시각이상	선천성 백내장, 약시, 사시, 근시, 난시 등	시각문진, 시각 및 시력검사
구강질환	치아우식증, 치은비대, 치아이상	구강시진 및 구강보건교육

영유아 검진의 목표질환 및 검진 항목은 다음과 같습니다.

검진항목		목표질환	1차 검진 (생후 14~35일)	2차 검진 (4~6개월)	3차 검진 (9~12개월)	4차 검진 (18~24개월)	5차 검진 (30~36개월)	6차 검진 (42~48개월)	7차 검진 (54~60개월)	8차 검진 (66~71개월)
문진 및 진찰	시각문진	시각이상 (사시)	●	●	●	●	●	●	●	●
	외안부 시진		●	●	●	●	●	●	●	
	시력 검사	굴절이상(약시)						●	●	●
	청각 문진	청각이상	●	●	●	●	●	●	●	●
	귓속말 검사	청각이상						●		
	예방접종확인	예방접종								●
신체계측	키	성장이상	●	●	●	●	●	●	●	●
	몸무게		●	●	●	●	●	●	●	●
	머리둘레		●	●	●	●	●			
	체질량지수	비만						●	●	●
발달평가 및 상담		발달이상		●	●	●	●	●	●	●
건강교육 및 상담	안전사고예방	안전사고예방	●	●	●	●	●	●	●	●
	영양	영양결핍(과잉)	●	●	●	●	●	●	●	●
	수면	영아돌연사 증후군	●	●						
	구강 문진	치아발육상태			●					
	대소변가리기	대소변가리기				●	●			
	전자미디어 노출	전자미디어 노출		●		●			●	
	정서 및 사회성	사회성 발달				●				
	개인위생	개인위생					●			
	취학 전 준비	취학 전 준비						●		●
구강검진	진찰 및 상담	치아우식증					●		●	●
	치아검사									
	기타 검사 및 문진									
	구강보건교육 (보호자 및 유아)									

※ 1차 검진(18~29개월), 2차 검진(45~53개월), 3차 검진(54~65개월)
※ 기타 검사 및 문진 : 기타 부위 검사와 구강위생검사

또한 각 월령 및 차수에 따른 검사의 항목은 다음과 같으며, 일반적으로 예방접종 시기에 맞춰 실시하고 있으니 예방접종에 맞춰 건강검진도 챙겨주시면 좋습니다.

Q4 영유아 건강검진은 어떻게 신청하나요? 일반 건강검진센터로 가면 되나요?

영유아 건강검진의 대상자는 일반 건강검진과 마찬가지로 '건강검진표'의 형식으로 국민건강보험공단에서 직장가입자 및 세대주 주민등록 주소지로 우편 발송하고 있습니다. 대상자임을 확인한 이후엔, 지정된 검진기관에 예약 후 웹(Web)문진표 또는 발달 선별검사지를 작성하여 예약시간에 검진기관을 방문하시면 됩니다.

영유아 건강검진은 일반 건강검진 및 암 검진기관과 별도로 운영되는 경우가 많습니다. 따라서 일반 검진센터가 아닌, 영유아 건강검진기관을 찾아서 방문하셔야 합니다. 검진기관은 국민건강보험공단 홈페이지에서 찾을 수 있으며, 최근엔 'The건강보험'이라는 모바일앱을 통해서도 찾을 수 있습니다.

Q5 검진 결과에 이상 소견이 있으면 어떻게 하나요?

검진 결과 이상 소견이 있을 경우, 영유아 검진기관에서 이상 소견이 발견된 항목에 대해서 정밀검사를 받을 수 있도록 안내해 주거나 전문 의료기관으로 진료를 의뢰합니다.

또한 이상 소견이 발견된 영유아 건강검진 결과 통보서를 지참할 경우 상급종합병원(대학병원) 진료 시 별도의 1·2차 의료기관의 진료의뢰서 없이도 진료를 볼 수 있습니다.

만약 발달평가 결과 '심화평가 권고' 영유아의 경우, 국가와 지방자치단체에서 정밀검사비를 지원합니다. 지정된 검사 기간을 이용할 때는 거주지 보건소에서 검사 의뢰서를 발급받아 정밀검사를 시행하면 되며, 본인이 원하는 검사기관을 이용할 때는 검사기관에 검사비를 먼저 납부하고 추후 증빙서류를 구비하여 거주지 보건소에 비용을 청구하면 됩니다.

Interview 인터뷰

최재희 목동항외과의원 원장

Q1 원장님은 내시경을 어디에서 받으세요?

저는 내시경을 하는 의사로서 '누가 내시경을 하는가'의 중요성에 대해 너무나 잘 알기 때문에 내시경을 어떤 스타일로 하는지 잘 아는 지인 선생님께 내시경을 받습니다. 내시경의 가장 중요한 포인트는 첫 번째 얼마나 쉽게 진입하는지, 두 번째 얼마나 꼼꼼하게 관찰하는지, 세 번째 용종이 있다면 얼마나 깔끔하게 제거하는지라고 보면 될 것 같습니다. 하지만 이런 중요한 사항을 잘 알아도, 일반적으로 내시경을 받을 때, 내시경을 하는 의사가 어떤 스타일인지 알기는 어렵습니다. 누구나 검증된 내시경의사에게 내시경을 받고 싶지만, 그럴 수 없는게 현실이죠. 제가 내시경의사 혹은 병원을 선택하는 작은 팁을 몇 개 드리자면, 첫 번째로 내시경의사의 내시경 경험이 얼마나 있는지를 확인하는 것입니다. 내시경 경험이 많은 의사일수록 대부분 쉽게 진입합니다. 두 번째는 내시경 예약이 많이 밀려있어 대기가 긴 병원보다는 빠른 시간내에 받을 수 있는 곳을 추천드립니다. 내시경이 밀려있으면 있을수록 관찰시간은 짧아질 수밖에 없습니다. 빨리 다음 내시경을 해야하니까요. 작은 팁이지만 꼭 참고하셔서 좋은 내시경의사에게 내시경을 받을 수 있길 바랍니다.

Q2 원장님은 내시경을 수면으로 받으시나요?

네, 전 꼭 수면(정확히는 진정내시경)으로만 받습니다. 내시경을 어떻게 하는지 알면서, 일반내시경을 받는 불편함을 직접 겪어보지 못했기에, 그 불편함에 대한 상상의 나래가 더해지고 더해져, 너무 무섭기 때문입니다. 아프지 않게 내시경을 받고 싶은 마음은 누구나 똑같으니까요. 하지만 진료현장에 있다보면 의외로 많은 분들이 진정내시경에 대한 불안함을 갖고 있음을 느낄 수 있습니다. 진정약제를 맞고 깨어나지 못한다거나, 진정상태에서 불미스러운 일이 있을 수 있을까봐 걱정하는 것을 많이 봅니다. 하지만 너무 걱정하지 않으셔도 됩니다. 최근에 나오는 진정약제들은 안정성이 확보되어 있는 약제들이며, 내시경이 발전하는 지난 몇 십년동안 있었던 극소수의 사고들을 통해, 내시경실의 안전관리는 아주 엄격하게 이루어지고 있습니다. 또한, 내시경은 의사 단독으로 하는 경우는 없고, 대부분 간호사 등 보조인력의 입회하에 시행되고, 병원내 CCTV 설치의 보급화 등으로 진정상태에서 불미스러운 일이 있을 가능성도 매우 적습니다. 반면 내시경은 필연적으로 불편함을 동반합니다. 사람에 따라 '참을 수 있을 정도'일수는 있지만 절대로 '전혀 불편하지 않을 수'는 없습니다. 내시경을 받는 사람이 불편하면, 내시경을 하는 의사도 마음이 불편해집니다. 필수적으로 꼼꼼히 관찰해야함에도 불구하고, '얼른 내시경을 끝내고 환자의 불편함을 없애줘야지'라는 생각이 드는 순간, 관찰은 소홀해질 수밖에 없습니다. 어렵게 내시경을 받기로 한 이상, 제대로 받는 것이 좋습니다. 저는 그러기 위해선 수면내시경(진정내시경)을 추천드립니다.

Q3 만약 국가 검진을 받는 다면 추가로 꼭 해야 할 검진이 있을까요?

국가 검진은 가장 흔하면서도 우리 건강에 심각한 위협을 주는 질환들을 가장 간단하고 간소한 검사를 통해 예측하고 관리할 수 있게 하는 검진입니다. 한 마디로 '가장 가성비가 높은 검진'이라고 할 수 있습니다. 따라서 특별히 만성질환이 있거나, 가족력이 있는 분이 아니라면 국가 검진 정도로도 어느 정도 이상의 건강관리는 충분히 가능합니다. 다만 가성비가 높다는 것이 제일 좋다는 의미는 아니기 때문에, 특별히 걱정되는 부분이 있거나, 국가 검진으로 예측할 수 있는 질병을 조금 더 확실하고 세부적으로 알 수 있는 검사이면서도 비용이 아주 높지 않은 검사라면, 추가로 하는 것이 도움이 될 수 는 있습니다. 다만 위험성이 지극히 낮음에도 아주 고가의 검사를 받는건 큰 도움이 되지 않는 경우가 많습니다. 저같은 경우는 개인적으로, 세 가지 정도의 추가 검사를 추천드립니다. 첫 번째, 뇌혈관질환(뇌출혈/뇌졸중), 심혈관질환(심근경색) 등을 간단하게 혈관상태를 체크함으로써 예방할 수 있는 동맥경화검사 혹은 경동맥초음파, 두 번째로 당뇨병에 대한 간단한 혈액검사이면서도 정밀한 검사인 당화혈색소검사, 세 번째로 용종을 발견하여 직접 제거함으로써 대장암을 근본적으로 예방할 수 있는 대장내시경 검사 등입니다. 이러한 검사들은 비용의 증가는 크지 않으면서도 기본적인 국가검진보다 얻을 수 있는 이득이 매우 크므로, 가성비와 가심비 모두를 만족시킬 수 있는 검사라고 볼 수 있습니다. 다만 의학적으로 이러한 검사를 예방을 위한 1차검사로 먼저 시행해야하는가에 대해서는 조금씩 아직 의견이 다를 수 있다는 부분을 알아두면 좋을 것 같습니다.

Q4 건강검진 결과표를 어떻게 봐야 하나요?

건강검진표에서 얻을 수 있는 정보는 크게 세 가지로 보면 됩니다. 첫 번째 나에게 어떤 병이 있는지, 두 번째 추가로 받아야하는 검사가 있는지, 세 번째 어떤 건강관리에 더 신경을 써야하는지입니다. 대부분의 경우 건강검진 1회성 검사로 질환을 바로 진단하지는 않습니다. 다만 국가검진 외에 정밀검진 혹은 종합검진을 받았을 경우 바로 특정 질환을 진단받는 경우가 있는데, 이런 경우에는 바로 가까운 병의원 혹은 검진센터와 연결된 외래에서 질환에 대한 치료에 대한 상담을 하는 것이 좋습니다. 또한 결과표에서 의심되는 질환 혹은 이상 소견이 있으니 추가 검사를 받아야 한다는 결과가 나왔다면, 역시 가까운 병의원에 건강검진 결과지를 지참하고 이러한 내용에 대한 진료를 봐야 하는 것이 좋습니다. 위의 두 경우에는 가급적 병원을 이른 시일내에 가는 것이 좋습니다. 또한 건강관리가 필요하다는 결과가 있을 경우, 검진받은 병원에서 어떤 방법으로 어떻게 관리해야하는지에 대한 상세한 상담을 받는 것이 좋습니다. 누구나 체중을 조절하고 금연 금주를 해야하는지는 알지만, 그 방법에 대해서는 개개인마다 다를 수 있으므로, 이러한 부분에 대해서 맞춤상담을 하는 것을 추천드립니다.

Q5 건강검진은 큰 검진센터에서 받는게 좋을까요 가까운 곳에서 받는게 좋을까요?

평소 건강하고 가족력이 없는 분이라면, 일반 국가검진이나 국가암검진이라면 반드시 큰 검진센터에서 받을 필요는 없습니다. 이러한 분들은 검진기관을 선택할 때 중요하게 고려해야하는 점은 검진센터의 규모보다는 결과에 대한 상담을 얼마나 잘 받을 수 있는가입니다. 따라서 가까운 검진기관 중 소규모라고 하더라도 필요한 검사는 받을 수 있으면서 자세한 결과상담을 가능하다면, 이러한 검진기관을 평소에 이용하고, 가끔 조금 더 정밀한 검진이나 종합검진을 받고자 할 때에 큰 규모의 검진센터를 이용하는 것이 좋습니다. 또한 기본검진에서 추가적인 검진을 원하는 경우에는 대부분의 경우 큰 규모의 검진센터에서 다양한 검진항목을 제공하므로, 원하는 검진서비스를 제공하는 검진센터를 선택하는 것을 추천드립니다. 지속적으로 정밀한 추적관찰을 요하는 만성질환자이거나 가족력이 있는데 국가검진만으로는 가족력이 있는 질환에 대한 관리가 불가능할 경우에는, 국가검진을 이용하는 동시에 추가적인 항목을 다양하게 검사할 수 있는 검진센터를 이용하는 것이 좋습니다. 저의 경우는 큰 규모의 전문검진센터는 잘 이용하지 않고, 평소 국가검진은 가까운 검진센터에서 이용하다가 대장내시경이나 초음파같은 의사가 직접 시행해야하는 검사를 받고 싶을 때는 의사가 직접 이러한 검진을 시행하는 검진센터를 찾아서 이용하는 편입니다.

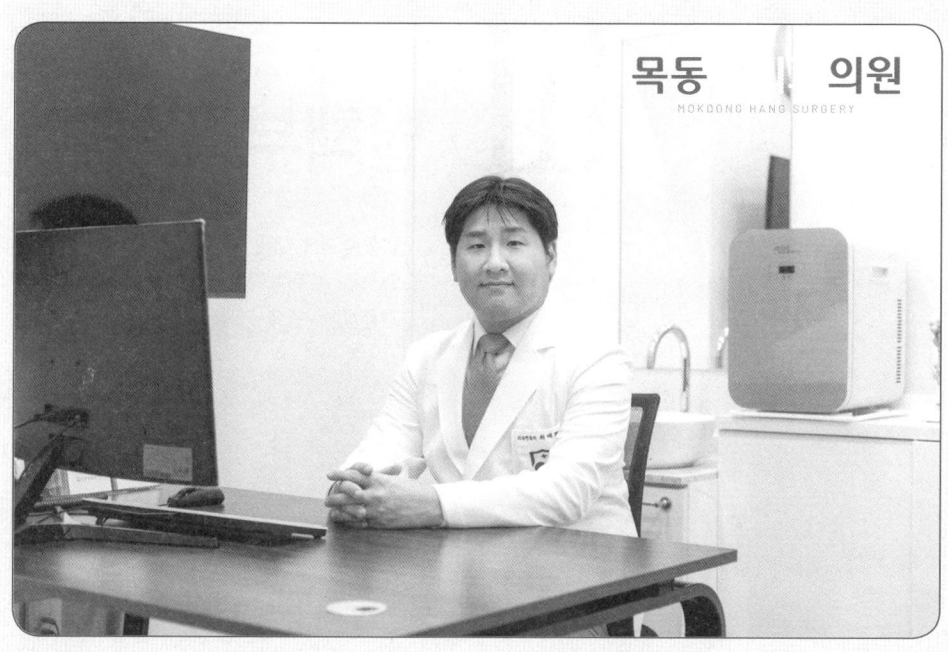

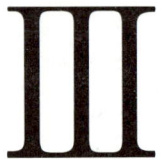

Part III
별책부록

1. 검사 항목별 설명
2. 연령 및 성별에 따라 추천하는 건강검진
3. 건강검진기관의 선택

별책부록

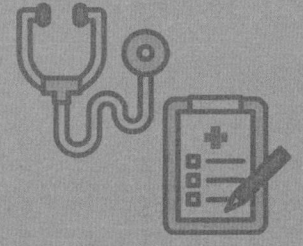

알기 쉬운 건강검진

별책부록

Q1 검사 항목별 설명

1. 문진
- 문진은 피검자가 작성한 문진표를 토대로 의사와의 진찰 및 상담을 하는 과정입니다. 의사는 피검자의 생활습관 및 질병예방에 대한 교육 및 상담을 진행할 수 있습니다.

2. 키, 몸무게, 비만도, 허리둘레
- 1996년 WHO가 비만이 치료가 필요한 질병으로 정의하면서, 이에 대한 검진 내용이 일반검진에 포함되어 있습니다. 키와 몸무게를 통해 체질량지수를 측정하며, 이를 토대로 비만을 진단할 수 있습니다. 또한 허리둘레는 복부 비만을 위해 측정합니다. 비만이 심각할 경우 반드시 치료해야 하며, 현재 가정의학과, 내분비 내과, 외과 등 비만 클리닉에서 비만에 대한 전문적인 진료가 가능합니다.

3. 혈압측정

- 혈압측정은 고혈압을 진단하기 위한 검사로, 고혈압은 각종 동맥경화증, 협심증, 신장 질환, 내분비 질환의 바로미터가 되기 때문에 이를 진단하는 것이 가장 기본적이며 중요하다고 할 수 있습니다. 이상 소견이 있을 경우 재검사가 필요하고, 재검사에서도 고혈압이 의심될 경우 순환기 내과 전문의의 진료가 필요합니다.

4. 시력, 청력 측정

- 시력 측정은 근시, 난시, 녹내장, 백내장을 진단하기 위해 시행하며, 이상 소견이 있을 경우 안과 전문의의 진료가 필요합니다. 청력 검사는 난청의 유무나 그 정도를 조사하는 검사로, 난청, 중이염, 메니에르 증후군, 청신경종양 등과 연관이 있습니다. 이상 소견이 있을 경우 이비인후과 전문의의 진료가 필요합니다.

5. 흉부 방사선 촬영

- 흉부 방사선 촬영은 폐와 심장을 보는 가장 기본적인 영상검사입니다. 폐암, 폐렴, 폐결핵, 흉막염, 심비대 등을 진단할 수 있고, 이상 소견이 있을 경우 추가로 CT검사 MRI검사, 기관지내시경검사, 폐기능 검사, 객담배양검사와 같은 정밀 검사를 시행할 수 있습니다. 호흡기 내과, 혹은 심장 내과 전문의의 진료가 필요합니다.

6. 요검사(요단백)

- 기본적으로 소변은 콩팥을 통해 배설되기 때문에 콩팥과 관련된

질환에 대한 검사가 되며, 추가적으로 요로, 방광 등에 대한 검사도 됩니다. 신장염, 신증후군, 신경화증 등의 질환과 연관이 있으며, 이상 소견이 있을 경우 재검사를 실시하고, 추가적인 정밀검사를 시행할 수 있습니다. 신장 내과 전문의 혹은 비뇨기과 전문의의 진료가 필요합니다.

7. 혈액검사

- 혈색소 : 빈혈을 진단하기 위한 검사입니다. 이상 소견이 있을 경우 빈혈의 원인을 찾기 위한 정밀 검사를 필요로 하며, 내과 전문의의 진료가 필요합니다
- 공복혈당 : 당뇨병 진단을 위한 검사로 당뇨병 외에 인슐린종, 췌장염, 간염 등의 질환과 연관이 있을 수 있습니다. 이상 소견이 있을 경우 재검사 및 포도당부하검사와 같은 확진검사가 필요로 하며, 내분비 내과 전문의의 진료가 필요합니다
- 총콜레스테롤, HDL콜레스테롤, 트리글리세라이드, LDL콜레스테롤 : 이상지질혈증을 진단하기 위한 검사입니다. 혈관 내에 지방성분이 많아져 생기는 동맥경화나 심장질환과 밀접한 연관이 있습니다. 이상 소견이 있을 경우 내과 전문의, 가정의학과 전문의의 진료가 필요합니다.
- AST(SGOT),ALT(SGPT) : 일명 간기능검사라고 불리는 혈액검사입니다. 급·만성 간염, 간경화, 알코올성 간염 등과 연관이 있으며, 그 외에도 어떠한 문제로 인해 생기는 간기능의 이상 변화를 나타내는 검사로, 이상 소견이 있을 경우 간초음파 등의 정밀 검사와 추가

혈액검사가 필요합니다. 소화기 내과 전문의의 진료가 필요합니다.
- 감마지티피(γ-GTP) : 간질환 및 담도 질환과 연관된 혈액검사입니다. 알코올성 간질환에서 특징적으로 이상 소견이 나타나며, 소화기 내과 전문의의 진료가 필요합니다.
- 혈청 크레아티닌 검사, 신사구체여과율(e-GFR) : 신장 기능을 평가하는 대표적인 검사로 급성신장염, 만성신장염, 신부전, 근이영양증 등의 질환과 연관이 있습니다. 이상 소견이 있을 경우 신장내과 전문의의 진료가 필요합니다.

8. 간염검사

- B형간염표면항원항체 : B형간염 바이러스의 감염 유무를 진단하는 검사입니다. 급·만성 B형간염과 연관이 있는 검사이며, 이상 소견이 있을 경우 간기능검사, 복부초음파검사가 추가로 필요할 수 있고, 소화기내과 전문의의 진료가 필요합니다.

9. 골밀도검사

- 골밀도를 측정하여 골다공증을 진단하는 영상진단 검사로, 골다공증, 골연화증, 부갑상선 기능 항진증, 신성 골이영양증, 기타 대사성 골질환과 관련이 있는 검사입니다. 정형외과 전문의 혹은 내과 전문의의 진료가 필요합니다.

10. 인지 기능장애

- KDSQ-C란 검사를 시행하며, 치매의 조기 진단을 위한 검사로

기억력, 언어능력, 복합 인지 기능에 대한 문항으로 인지 기능장애를 평가하여 이상 소견이 있을 경우 신경과 전문의 혹은 정신건강의학과 전문의의 진료가 필요합니다.

11. 생활습관 평가
- 생활습관과 관련된 흡연, 음주, 운동, 영양, 비만의 건강위험요인을 평가하는 검사로, 이상 소견이 있을 경우 의사와의 생활습관 개선을 위한 상담이 필요합니다. 가정의학과 전문의의 진료를 필요로 할 수 있습니다.

12. 정신건강검사
- PHQ-9이라는 설문지를 이용한 검사로, 우울증을 선별하고 심각도를 평가하는 검사입니다. 이상 소견이 있을 경우 정신건강의학과 전문의의 진료를 필요로 합니다.

13. 노인신체기능검사(낙상검사)
- 하지근력과 평형성을 평가하는 검사로, '일어서서 걷기 검사', '한 발로 서서 균형잡기 검사'를 통해 낙상의 위험도를 미리 확인할 수 있는 검사입니다. 이상 소견이 있을 경우 가정의학과 전문의 혹은 재활의학과 전문의의 진료를 필요로 합니다.

Q2 연령 및 성별에 따라 추천하는 건강검진

1. 20~30대인 경우 추천하는 검사는 무엇인가요?

- 20~30대는 질환의 발견이 아닌 질환 예방을 위한 검진이 필요한 시기라고 할 수 있습니다. 우리 신체는 일반적으로 40대가 되면 각종 질병에 노출되기 쉬우므로 이에 대한 사전점검 및 생활습관 교정에 대해 초점을 맞춘 검사가 좋으며, 그 외에도 유전적 요인에 의한 질병에 대한 검사를 하는 것이 좋습니다.

가장 우선적으로 특정 질환에 가족력이 있다면 개별 검진을 통한 조기 관리가 필수입니다. 기본적으로는 혈압, 당뇨, 이상지질혈증, 간기능검사, 비만, 흉부 X-ray촬영 등 젊은 나이에도 쉽게 생길 수 있는 질환에 대한 검사가 필요하며, 여성의 경우에는 반드시 자궁세포진검사를 통해 자궁경부암에 대한 검사가 필요합니다.

20~30대는 신체의 회복력이 좋고 기초 체력이 좋기 때문에 건강에 자만하기 쉬운 시기이나, 이때의 생활 습관 및 건강의 관리가 40대 이후를 결정짓는 아주 중요한 시기이기도 합니다. 사회활동에 따른 스트레스, 운동 부족, 불규칙한 생활이 흔하게 있을 수 있으며, 긴장의 연속인 직장생활, 결혼에 따른 출산과 육아, 음주와 흡연으로 건강에 빨간 신호등이 커질 수 있으므로 생활습관 및 건강에 대한 관리와 간단한 기본검진을 통해 질병을 미리 예방하는 자세가 필요합니다.

2. 결혼 예정인 분들을 위해 추천하는 검사는 무엇인가요?

- 예비부부 혹은 신혼부부의 경우 건강상의 가장 중요한 점은 자녀 출산과 관련된 문제일 것입니다. 최근에는 출산율이 매우 저조한 가운데, 부부가 원해서 출산을 하지 않는 경우도 많지만, 난임 문제로 고통을 받는 분들이 더 많은 것이 사실입니다.

따라서 예비부부 혹은 신혼부부의 건강검진은 결혼 전후 서로의 기본적인 건강을 체크하면서 임신 및 출산에 영향을 줄 수 있는 성병 및 불임에 대한 항목을 검사하며, 최근에는 보건소에서도 예비부부 건강검진 프로그램을 무료로 제공하며, 여러 검진 기관에서 필요한 검사 등을 '웨딩검진', '예비부부·신혼부부 검진' 등의 프로그램으로 제공을 하고 있습니다.

추천할 수 있는 검진 항목은 혈압검사, 식전혈당 등의 기초검진, B형간염검사, 대사증후군, 등의 혈액검사, 폐결핵에 대한 흉부 X-ray촬영, 매독, 에이즈 등의 성병과 여성의 경우 풍진에 대한 검사가 추천됩니다. 추가적으로 여성생식기에 대한 초음파검사 및 남성의 성기능 및 정액검사 등을 할 수 있습니다.

예비부부의 경우 결혼 3~6개월 전에 하는 것이 시기적으로 추천되며, 이는 검진에서 이상 소견이 발견될 경우 치료에 3개월 정도의 시간이 필요하기 때문입니다.

3. 40~50대인 경우 추천하는 검사는 무엇인가요?

- 40대는 첫 생애 전환기가 되는 시기입니다. 본격적인 노화가 시작되는 시기인 만큼 체계적인 정기검진과 관리가 필요합니다. 특히 주요 사망원인이 되는 각종 암, 심장질환, 뇌졸중, 간 질환에 대한 정기적인 검사가 필요합니다.

기본적으로는 비만, 혈압, 당뇨, 간기능, 이상지질혈증, 빈혈, 신장기능, 요단백 등의 체크가 필요하며, 위·대장내시경, 자궁세포진검사, 유방·갑상선에 대한 추가적인 검사도 필요합니다. 또한 심뇌혈관 질환의 가족력이 있는 경우 혹은 흡연자의 경우, 심·뇌혈관 질환(뇌졸중, 심근경색, 협심증)에 대한 고위험군이므로 이에 대한 검사가 반드시 필요합니다.

50대의 경우 40대 생애전환기의 연장선으로 그동안 40대 때부터 꾸준히 받던 검진 항목을 꾸준히 이어서 받으면서 몸상태에 따라 갱년기를 대비한 관리가 필요한 때입니다. 정기적인 암과 뇌·심혈관질환에 대한 검사와 갱년기 증후군이 나타날 경우 호르몬 검사 또한 추가하는 것이 좋으며, 폐경기 여성의 경우 골다공증의 위험이 높아지므로 골다공증 검사를 시행하는 것이 좋습니다. 또한 모든 암종류 중 직장암·대장암의 발병률이 높아지는 시기이므로, 분변잠혈반응검사 혹은 대장내시경 검사를 꼭 받아보는 것이 좋습니다.

4. 60~70대인 경우 추천하는 검사는 무엇인가요?

- 60세가 넘어가면서부터는 두 번째 생애전환기가 됩니다. 본격적인 노년층에 접어들면서 중대 질병 및 퇴행성, 노인성 질환의 위험이 급격하게 높아지는 시기입니다. 특히 암, 뇌혈관질환, 심장질환처럼 서서히 진행되는 질병으로 인한 사망률이 급격이 높아지며, 신체 기능이 본격적으로 퇴화하기 시작해 질병 발병 자체를 원칙적으로 막기 힘들 수 있습니다. 따라서 검진의 목적은 질병의 진행 속도를 늦추고 현재의 상태를 최적으로 유지하기 위한 검진이 필요합니다.

기본적으로는 정기적인 암 검진이 필수입니다. 기본적으로 그동안 해왔던 암 검진을 정기적으로 받으면서도, 남성은 전립선, 여성은 유방암과 자궁암에 대한 검사가 없었다면 꼭 필요한 시기입니다, 또한 노인성 난청, 백내장 등의 퇴행성 질환이 증가되는 시기이므로 시력검사, 청력검사, 치아 문제와 같은 일반적 신체 기능 이상 여부에 대한 검사가 필요하고, 노화에 따른 인지 기능에 변화가 생길 수 있어 치매를 예방하기 위해 이에 대한 검사를 받는 것이 좋습니다. 뇌·심혈관질환에 대한 검사도 마찬가지로 지속적으로 받으시는 것이 좋습니다. 또한 최근에는 노년 우울증에 대한 문제가 대두되고 있어, 65세 이상의 노인의 경우 문진 등을 통하여 우울증에 대해 살펴보는 것이 좋습니다.

Q3 건강검진기관의 선택

1. 건강검진 꼭 해야 하는가요? 건강검진은 왜 해야 하는가요?

- 2021년 서울대병원 윤영호 교수의 논문을 보면, 1000명을 대상으로 한 설문조사에서 인생에서 가장 큰 위기 1위는 '나의 건강'으로 나타났습니다. 그만큼 인생에 있어 그 어떤 문제도 건강 문제만큼 중요하다고 할 수는 없을 것입니다. 사회적으로 큰 성공을 거두고, 아무리 재산이 많고 명예가 높아도, 건강을 잃으면 아무 소용이 없기 마련입니다. 그만큼 건강을 관리하는 것이 중요한데, 건강을 관리하는 가장 쉬운 방법은 '건강할 때' 관리하는 것입니다. 하지만 건강관리라는 것이 말처럼 쉽지는 않습니다. 어떻게 시작해야할지, 어떤 것을 해야할지 정보는 너무나 많고, 누군가 한 마디로 정의해 줬으면 하는 마음이 듭니다. 이럴 때 가장 쉽고 빠른 길은 '건강검진'입니다. 건강검진을 통해 신체가 알리는 건강 적신호를 미리 발견해 조기치료하거나 관리함으로써 큰 병이 오는 것을 막을 수 있기 때문입니다. 국내 주요 사망원인으로 꼽히는 암, 뇌·심장혈관질환, 만성질환 등 대부분은 건강검진으로 발견이 가능하며, 실제 많은 사람들이 건강검진으로 질병을 발견하여 치료하고 있습니다.

다행히 국가에서도 이런 국민 건강관리사업의 중요성을 일찍이 인식하여 '건강검진사업'을 1980년대부터 시작해왔습니다. 국민건강검진은 일반 건강검진과 6대 암 검진으로 이루어져 있으며, 암, 뇌·심장혈관질환, 만성질환 등의 1차 예방과 2차 예방의 대한 효과가 검증되었습니다. 따라서 평소에 증상이 없고 건강하더라도 반드시 1년에 한 번, 혹은 2년에 한 번씩 건강검진을 시행하는 것이 반드시 필요하다고 할 수 있습니다.

2. 검진센터와 일반의원의 건강검진의 차이는 무엇인가요? 어느곳을 선택해야 하나요?

- 현재 검진을 시행하고 있는 기관들은 첫째, 건강검진만을 전문적으로 시행하는 의료기관, 둘째 일반진료와 건강검진 모두 가능한 의료기관으로 나눌 수 있습니다. 대형병원의 경우 일반진료와 건강검진 모두 가능한 의료기관이긴 하지만, 두 영역을 분리하여 운영하면서도 서로간의 협진이 가능하도록 운영하고 있기도 합니다.

따라서 피검자의 경우 검진기관에 선택에 있어 여러 가지 고민이 따를 수 밖에 없으나, 각 유형별로 장단점이 있으니 이 부분을 잘 파악하여 본인에게 맞는 선택을 하는 것이 중요하겠습니다.

건강검진만을 전문적으로 시행하는 의료기관을 흔히 '검진센터'라고 부릅니다. 검진센터의 경우 기본적인 '국민건강검진사업'에서 제공하고 있는 일반 건강검진과 6대 암 검진 프로그램을 모두 운영하고 있는 경우가 많으며, 이러한 국가검진 외에도 추가로 비용을 지불하면 정밀검사를 함께 제공하는 경우가 많습니다. 또한 일반 진료를 시행하지 않고 건강검진만 시행하기에, 좀 더 서비스 퀄리티가 높고, 검진 프로그램을 이용하기에 병원의 시스템 자체가 최적화되어 있습니다.

다만 우리나라의 보험체계상 특별한 질환이 없는 건강한 사람이 건강검진을 위해 시행하는 검사들은 보험 적용이 되지 않아 비급여로 검사를 하게 되며, 이런 경우 전액 수검자가 부담해야 해서 비용이 비싸거나, 검진센터 입장에서는 비용을 낮추는 대신 검사건수를 늘리기 위해 지나치게 많은 검사를 시행하여, 검사 하나하나의 퀄리티가 떨어질 수 있습니다. 일반적으로 피만 뽑으면 기계들이 결과를 산출해 주는 혈액검사 등과는 달리, 의사 혹은 전문 인력이 손으로 수행하는 검사(내시경, 초음파 등)등은 한 명 한 명 꼼꼼히 검사하는 것이 매우 중요한데, 검사건수가 지나치게 많은 경우 이렇게 검사하기는 매우 어려운 실정입니다. 또한 검사에서 이상 소견이 발견됐을 경우에도, 일반 진료서비스를 제공하지 않기 때문에 다시 다른 의료기관에 진료를 위해 방문해야 하는 번거로움이 있을 수 있습니다.

일반의원에서의 건강검진은 대부분 일반 진료와 병행하는 것이 많습니다. 또한 병원의 규모적 특성상, 일반 건강검진과 6대 암 검진 프로그램을 모두 구성하는 곳은 흔하지 않습니다. 검진기관 지정에 필수적인 일반 건강검진만을 시행한다거나, 일반 건강검진과 3대 암, 5대 암 정도의 검진 프로그램만을 제공하는 경우도 있습니다. 또한 대부분 일반진료를 위한 환자들도 있기 때문에 병원의 시스템이 건강검진 프로그램을 이용하기에 최적화되어 있지 않는 경우도 많습니다.

다만 이러한 특성 때문에 오히려 일반의원에서의 건강검진은 검사건수가 많기 어렵습니다. 검사건수와 검사의 퀄리티는 인력으로 하는 검사의 경우 반비례할 수밖에 없기 때문에, 조금 더 양질의 검사가 가능할 가능성이 높습니다. 또한 대부분 제공하는 검진프로그램의 이상 소견에 대해서는 진료가 가능하기 때문에, 검진상 이상 소견에 대해 바로 진료 및 치료가 가능하다는 장점이 있습니다.

저자 약력

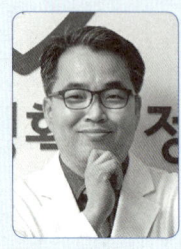

이성근(장편한외과의원)

자 격 | 대장내시경 세부전문의
대장항문외과 세부전문의
초음파 인증의
외과전문의

경 력 | 국립암센터 대장암센터 전임의
부산항운병원 진료부장
한국건강관리협회 제주지부 진료부장
부산제2항운병원 의무원장

학회 임원 활동 | 1) 대한외과학회. 외과술기연구회 외과전공의 술기교육 지도교수
   (대장내시경, 위내시경, 복부초음파)
2) 대한외과학회 내시경위원회 위원
3) 대한대장항문학회 대장내시경 연구회 위원
4) 대한내시경복강경외과학회 내시경위원회 위원
5) 대한외과의사회 외과위대장내시경연구회 회장
6) 대한외과의사회 편집이사

책 출간 | 1) 대장항문, 제대로알고 병원가자
2) 알기쉬운 치질
3) 알기쉬운 대장내시경
4) 개원은 개고생
5) 병의원 경영은 개고생
6) 가족들과 함께 제주살기 어때?
7) 아빠는 행복과 성공을 언제나 고민한다
8) 대장항문 명의(明醫) - 설명하는 의사

저자 약력

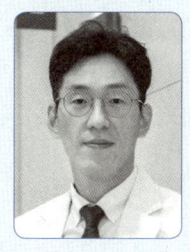

김병섭(조아유외과의원)

자 격 | 외과 전문의
대한내분비외과 세부전문의
대한외과초음파학회 유방·갑상선 초음파 인증의
미국진단초음파협회(ARDMS) 유방초음파 자격증

경 력 | 현) 조아유외과의원 원장
전) 중앙대학교병원 유방, 갑상선센터 임상교수
전) 한림대학교성심병원 외과 전임의

학회 활동 | 한국유방암학회 정회원
대한내분비외과학회 정회원
대한갑상선학회 정회원
대한외과초음파학회 정회원 / 정보위원회 간사
대한유방갑상선외과의사회 정회원
대한외과학회 평생회원

저 서 | 외과초음파학 Textbook of surgical ultrasound
(군자출판사, 2021) 공저자

저자 약력

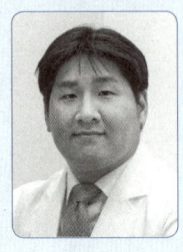

최재희 (목동항외과의원)

자 격 | 외과 전문의
대장항문외과 세부전공
대장내시경 세부전문의
소화기내시경 세부전문의

경 력 | 국립암센터 대장암센터 전임의
국립암센터 대장내시경아카데미 전임의
국군홍천병원 건강관리과장
강동서울외과 부원장
장편한외과 원장
일본 국립암센터 연수
대항병원 연수
NCC Career Develope Awards 수상

학회 활동 | 1) 대한외과의사회 위대장내시경연구회원
2) 대한외과학회 평생회원
3) 대한대장항문학회 평생회원
4) 대한소화기내시경학회 평생회원

저서 및 강의 | 1) 대장항문 명의(明醫) - 설명하는 의사(2022)
2) 2022 대한외과의사회 춘계학술대회
 - 대장내시경 병변을 놓치지 않는 노하우

알기 쉬운
건강검진

1판 1쇄 인쇄 | 2022년 5월 30일
1판 1쇄 발행 | 2022년 5월 30일

저　　자 | 이성근·김병섭·최재희
펴낸이 | 페이지원 단행본팀
펴낸곳 | 페이지원
주　　소 | 서울시 성동구 성수이로18길 31
전　　화 | 02-462-0400
E-mail | thepinkribbon@naver.com
I S B N | 979-11-952902-8-4

값 14,000원

이 책은 저작권법에 따라 의해 보호를 받는 저작물이므로
어떠한 형태로든 무단 전재와 무단 복제를 금합니다.
잘못된 책은 바꾸어 드립니다.